Blondin - Steinrücken

Naturheilkunde und mehr ...

Neue Wege zur Gesundheit

Naturheilkunde und mehr ...

Neue Wege zur Gesundheit

Herausgegeben von
Dr. Michael Blondin und Dr. Heiner Steinrücken

1. Auflage 2010
mit 101 Abbildungen

Verlag Entercom Saurus Records KG, Moers

Die Begründer dieser Zusammenstellung an naturheilkundlichen Verfahren arbeiten in einer hausärztlichen Gemeinschaftspraxis bzw. in einer orthopädischen fachübergreifenden Praxisgemeinschaft.

Herausgeber:

Dr. med. Michael Blondin
Facharzt für Allgemeinmedizin
Niederrheinallee 315 a, 47506 Neukirchen-Vluyn

Dr. med. Heiner Steinrücken
Facharzt für Orthopädie
Facharzt für Physikalische und Rehabilitative Medizin
Rheinstr. 30, 47226 Duisburg

Verleger: Entercom Saurus Records KG, Moers
Druck: SDV Dresden
Satz: Dr. med. Heiner Steinrücken

ISBN   3-937748-14-8

Alle Rechte, auch die des Nachdrucks und der Wiedergabe in jeder Form liegen bei den Autoren. Es ist ohne schriftliche Genehmigung des Autors nicht erlaubt, den Text oder Teile daraus auf fotomechanischem Weg zu vervielfältigen oder unter Verwendung elektronischer bzw. mechanischer Systeme zu speichern auszuwerten oder zu verbreiten.

Bibliografische Information der Deutschen Nationalbibliothek

Die Deutsche Nationalbibliothek verzeichnet diese Publikation in der Deutschen Nationalbibliografie; detaillierte bibliografische Daten sind im Internet unter http://dnb.d-nb.de abrufbar.

Für die liebevolle Unterstützung bei der Entstehung dieses Buches bedanken sich die Herausgeber sehr herzlich. Ganz wesentlicher Dank gebührt Björn Thöne, der nicht nur alle technischen Fragen beantworten konnte, sondern auch bei der Bearbeitung der Bilder und des Umschlags große Hilfe leistete und uns jeder Zeit mit Rat und Tat zur Seite stand. Einen wichtigen Beitrag leistete unsere Freundin Hanne, die mit Einfühlungsvermögen und Ausdauer den Text von Logik- und Rechtschreibfehlern befreite. Darüber hinaus möchten wir unseren Frauen Ludmilla Blondin und Irmi Steinrücken besonderen Dank aussprechen, die uns durch die Abnahme vieler Routinearbeiten erst die Möglichkeit schufen, dieses Werk in der wenigen Freizeit zu schaffen.

Vorwort

Sehr geehrte Patientin, sehr geehrter Patient,

fast jeden Tag werden Sie durch Presse und Fernsehen daran erinnert, dass Ihre Krankenkasse nicht mehr alle Kosten für eine gute Behandlung übernimmt. Im Gesetzestext steht, dass der Arzt nur noch Behandlungen vornehmen darf, die ausreichend, zweckmäßig und wirtschaftlich sind. Sie dürfen das Maß des Notwendigen nicht überschreiten (entnommen aus dem Sozialgesetzbuch V, 2 Abschnitt § 12).

Viele Behandlungen, die für die Gesundheit sinnvoll sein können, werden daher von den Krankenkassen nicht mehr erstattet. Wenn Sie bereit sind, selbst für Ihre Gesundheit etwas zu tun, dann werden Sie beim Lesen dieses Buches viele wertvolle Anregungen finden. Es gibt über die alleinige Verordnung von Tabletten hinaus viel, was man tun kann.

In der Praxis arbeiten zwei Ärzte (Dr. Blondin und G. Weinstein), und an einem Nachmittag pro Woche können Sie hier zwei Spezialisten (Dr. Steinrücken und Dr. Werdehausen) konsultieren. Nähere Informationen zu den Ärzten finden Sie am Ende des Buches ab Seite 112. Alle Ärzte haben Verständnis für Probleme, die über ihre eigene Fachrichtung hinaus gehen, und beraten Sie gerne zu den einzelnen Angeboten. Für spezielle Fragestellungen sollten Sie sich an den jeweiligen Spezialisten wenden. Im übrigen hilft Ihnen jeder aus dem Team (siehe Seite 111) gerne weiter.

Wir hoffen, dass Ihnen diese Informationen helfen, Wege zu Ihrer Gesundheit zu finden.

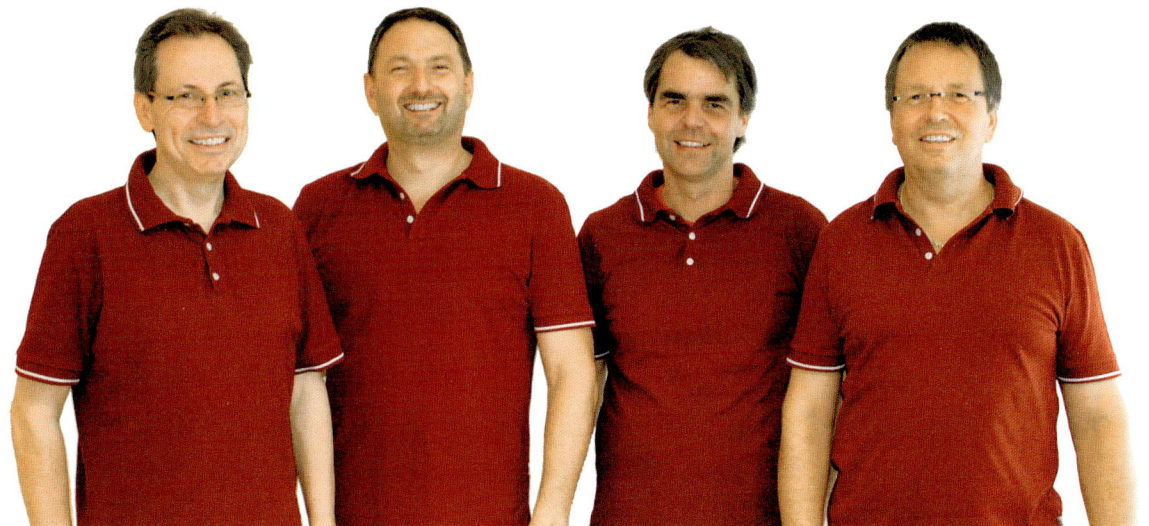

Abb. 1: Die Ärzte von links nach rechts: Dr. Klaus Werdehausen, Gregor Weinstein, Dr. Michael Blondin und Dr. Heiner Steinrücken

Stichwortverzeichnis

Abgeschlagenheit..104
Abwehrschwäche..55
Achillessehnenbeschwerden.....................94
AD(H)S...109
Aderlass...14
Akupunktur........................5, 11, 24, 72, 74
Allergien..............12, 13, 25, 58, 61, 63, 101, 109
Allergische Erkrankungen.........................46
Allergische Rhinitis....................................10
Alterszucker...3
Alzheimer.....................................55, 86, 107
Amalgam...34, 56, 57, 82
Ameisenlaufen...79
Ameisensäure..65
Amputationsschmerzen...........................71
Anfassschmerz..65
Angina pectoris...40
Angst..106
Anspannung..106
Antibiotika..102
Antriebslosigkeit.......................41f., 80, 105
Antriebsstörungen.....................................63
arterielle Verschlusskrankheit................21
Arterienverkalkung....................................30
Arteriosklerose............................4, 14, 30, 86
Arthrose..23, 68, 76
Asthma.........................21, 25, 40, 46, 66, 86
Atembeschwerden.....................................63
Atemnot..13
Atemwegserkrankung..............................21
Atemwegserkrankungen..................44, 102
Atlastherapie...109
Aufmerksamkeits-Defizit-Syndrom.....109
Ausleitungstherapie..................................18
Auto-Sanguis-Stufentherapie...............101
Bandscheibenleiden..................................16
Bandscheibenoperation...........................76
Bandscheibenschmerzen......................100
Basis-Check...38
BE-T-A...49
Beifußkraut...23
Belastungs-EKG..35
Belladonna-Lösung....................................67
Berührungsschmerz..................................65
Bewegungsapparat....................................70
Bioelektronische-Terrain-Analyse..........49
Bioresonanztherapie.................................58
Blähungen..63
Blasenentzündung..............................28, 29
Blasenkrebs...88
Blasenstörungen..97
Blutegeltherapie...15
Blutgruppendiät...6
Bluthochdruck..................4, 14, 21, 31, 40, 66

Borreliose..99
Borreliosebehandlung............................103
Bronchitis..46, 66
Burn-Out-Syndrom.....................................34
Cantharidenpflaster..................................16
Carcino-Chromat-Test...............................85
Chinesische Kräuter..................................11
Chinesische Kräuterheilkunde...............22
Chirotherapie..112
Cholesterinerhöhung..................................4
chronische Müdigkeit................................61
chronische Polyarthritis...........................98
chronische Schmerzen.....................65, 100
chronisches Ekzem....................................46
Clusterkopfschmerz..................................21
Colibakterien...28
Colitis ulcerosa...46
Cortison..11
Darmbelastung...17
Darmentzündungen..................................46
Darmerkrankungen...................................52
Darmflora...46
Darmkrebsvorsorge...................................89
Darmsanierung..46
Darmspülungen..61
Darmverpilzung..61
Demenz...40, 107
Depression..........................21, 40, 55, 63, 109
Diabetes mellitus.............................3, 55, 86
Diabetische Retinopathie........................21
Divertikulitis..46
Druckgefühl im Oberbauch.....................43
Dunkelfeldmikroskopie............................17
Durchblutungsstörungen.............20, 66, 70
Durchfall...13, 63
Dysbiose...46
Dysmenorrhoe..66
Eigenblut-Neuraltherapie.....................26f.
Eigenbluttherapie...................................9, 90
Eisenvermehrung im Blut........................14
Eiweißfasten..4, 31
Energiemangel...21
Entgiften..18, 61
Entgiftung..61
Entschlacken...61
Entzündungen des Ohres........................16
Entzündungen im Unterbauch...............97
Epicondylitis...67
Erinnerungslücken....................................63
Erkältungskrankheiten.............................66
Ernährung..7
Erschöpfung..34, 54
Fasten..4
Fersensporn..94

Fibromyalgie	61, 62, 70, 98
fieberhafter Infekt	51
Fitness-Test	35
Formica	77
Frieren	63
Fußschmerzen	69
Gefäß-Screening	30
Gelenkerguss	16
Gelenkschmerzen	68
Gelenkverschleiß	98
Gemüse	7
Gesundheitscheck	38
Gesundheitsvorsorge	14
Gewichtsreduktion	5, 61
Gewichtszunahme	41
Giftstoffe im Darm	61
Glaukom	21
Glutathion	86
Golferellenbogen	67
Grauer Star	86
Grippe	51
Grüner Star	40
Gürtelrose	15, 50
Gynäkologische Erkrankungen	14
Haarvitamin	54
Haarausfall	54, 108
Haemoccult-Test	89
Hämatogene Oxidationstherapie	43
Handakupunktur	24
Harnsäureerhöhung	4
Harnwegsinfekte	46
Hashimoto-Thyreoiditis	42
Hautkrankheiten	101
Hautschmerzen	65
Heilfasten	4, 31
Hepatitis	92
Herpes Zoster	50, 66
Herz-Kreislauf-Risiko	30
Herz-Kreislauferkrankungen	58
Herzbeschwerden	66
Herzinfarkt	17, 21, 33, 40, 55
Herzinfarkt-Vorsorge	37
Herzrasen	63
Herzratenvariabilität	32
Herzrhythmusstörung	21
Herzrhythmusstörungen	40f., 63
Herzschwäche	40
Heuschnupfen	46
Hexenschuss	76
Histamin-Intoleranz	13, 46, 74, 109
Hitzewallungen	13
Homöopathie	18
Homöopathische Eigenblutbehandlung	9
Hörsturz	21
HOT	43
Hüftschmerzen	66, 72
Husten	66
Hyperaktivität	109
Iliosakralgelenksblockierungen	16
Immunschwäche	86
Immunsystem	46
Impfschutz	92
Infektionskrankheiten	25, 60, 92, 101
inoperable Bandscheibenvorfälle	16
Insulin-Trennkost	5
Ischialgie	16
Ischias-Nerv	76
Ischiasbeschwerden	23
Juckreiz	13
Juice plus+	7
Kältezustände	23
Karpaltunnel-Syndrom	63, 66, 77
Keltican	50, 76
Kiefererkrankungen	98
Kiefergelenk	81
Knieschmerzen	72
Knochendichte-Messung	95
Knochenmetastasen	16
Knochenschwund	55
Kolon-Hydro-Therapie	61
Konzentrationsstörungen	109
Kopfschmerzen	13, 46, 63, 66, 71, 97
koronare Herzkrankheit	14, 21, 40
kortisonfreie Alternative	67
Kraftlosigkeit	34
Krampfadern	15, 110
Krebs	55, 101
Krebserkrankungen	85f.
krebshemmende Eigenschaften	53
Krebstherapie	90
Kreislaufschwäche	39
Kreuzschmerzen	71f., 75, 97
Kribbeln der Hände	77
Kribbeln in den Händen	77
Kryptopyrrolurie	42
Kupfer	14
Laser-Akupunktur	24f.
Lebendblut	17
Lebenserwartung	55
Leberbelastung	17, 74
Lebererkrankungen	43, 61
Leistungsfähigkeit	45
Leistungsschwäche	101
Leistungssteigerung	21
Lendenwirbelsäulenschmerzen	64, 76
Lernstörungen	109
LSA-Test	84
Lumbalgie	16, 66
Lumboischialgie	66
Lungenfunktionsprüfung	44
Lungenkrankheit	14
LWS-Syndrom	67

Lymphozytentransformations-Test	83
Magenleiden	52
Magenschleimhautentzündung	97
Manager-Check-Up	33
Manager-Syndrom	34
Mandelentzündungen	27, 98
metabolisches Syndrom	33
metallischer Geschmack	59
Migräne	13, 21, 25, 63, 66, 74, 97
Mikronährstoffe	7
Mikrozirkulationskur	20
Mineralienstatus	54
Morbus Crohn	46
Morgensteifigkeit der Hände	63
MOXA-Wärmetherapie	23, 69
Müdigkeit	61
Multiple Sklerose	55, 86
Muskelkrämpfe	66
Muskelrheuma	62
Muskelschwäche	55
Mykoseverdacht	17
Myogelosen	16, 66
nachlassendes Gedächtnis	20
Nackenschmerzen	72, 97
Nackenverspannungen	66
Nahrungsergänzungsmittel	7
Nahrungsmittelunverträglichkeiten	46f.
Narbenbeschwerden	97
Narbenstörfelder	27, 64
Nasennebenhöhlenentzündung	26f., 46, 98
natürliches Antibiotikum	103
Nebenhöhlenentzündungen	25
Nervenschäden	76
Nervenschmerzen	15, 50, 64, 71, 75
Nervenstörung	79
Neuralgien	64, 66
Neurodermitis	46, 58, 101
niedriger Blutdruck	39
Niereninsuffizienz	21
Oberbauchschmerzen	97
Obst	7
Obstipation	66
offene Beine	25
Ohrenentzündungen	15
Operationen	101
Orthopädische Beratung	100
Orthopädischer Check-Up	96
Osteopathie	97, 109, 112
Osteoporose	55
Parkinson	40, 55, 86
Petechiale Saugmassage	64
Phantomschmerz	75
Pilzerkrankung	34
Pilzerkrankungen	46
Pollen-Allergie	10, 27
Polyglobulie	14
Polyneuropathie	76, 79
Postthrombotisches Syndrom	110
Präkanzeroseerkennung	17
prämenstruelles Syndrom	66
Praxisteam	111
Preiselbeersaft	28
Pro-Calcitonin-Test	102
Procain-Base-Infusionen	70
Prostatakrebs-Früherkennung	87
Pseudoallergie	13
PSM	64
Psoriasis	101
Qi Gong	113
Quecksilber	56
Raucherentwöhnung	8
Reaktionsfähigkeit	21
Refluxösophagitis	46
Regulationsstörungen	32
Reisen	92
Reizblase	28, 46, 63
Reizdarm	46, 61
Reizmagen	46
Restless legs	78
rezidivierende Infekte	101
Rheuma	4, 61, 64f., 86, 98
Rhinitis	66
Rückenleiden	4
Rückenschmerzen	47, 66, 70
Sauerstoff	21
Sauerstoff-Mehrschritt-Therapie	20f.
Sauerstoff-Ozon-Eigenbluttherapie	45
Sauerstoffmangelzustände	17
Sauerstoffsättigung	44
Säure-Basen-Haushalt	17, 48
Schädelakupunktur	24
Schilddrüsen-Vorsorgeuntersuchung	41
Schilddrüsenentzündung	42
Schlafstörungen	41, 63
Schlaganfall	17, 33, 36, 40
Schlaganfallrisiko	40
Schleimbeutelentzündung	66
Schlüren-Spritze	19
Schmerzen	62, 64, 70, 100
Schmerzen in den Händen	77
Schmerzgedächtnis	72
Schmerzsyndrome	25
Schmerzursache	75
Schnupfen	46
Schröpfen	64, 66
Schulter-Arm-Syndrom	64
Schulterkalk	94
Schulterschmerzen	66, 72
Schwächezustände	21
Schwarzkümmel-Öl	11
Schwermetallbelastung	57
Schwindel	20

Sehnenscheidenentzündung	66
Sekundennadel	72
Silber	103
Sinusitis	66
Sodbrennen	63
Spanische Fliege	16
Spenglersan-Test	60
Spinalkanalstenose	66
Spirometrie	44
Sportberatung	96
Stimmungsschwankungen	105
Stoßwellentherapie	94
Stress	34, 40, 52, 101
Strophantin	40
StroVac-Impfung	29
Symbioselenkung	46
Taubheitsgefühl	63
Tauchsportuntersuchung	93
TCM	22
Tendinosen	16
Tennisarm	67, 72
Tennisellenbogen	94
TENS	71
TEP	100
Testosteronmangel	104
Thrombose	17
Thymus-Kur	80, 90f.
Thymustherapie	80
Tinnitus	21, 40
Tonsillitis	27
Totalendoprothese	100
Traditionelle Chinesische Medizin	22
Traumeel	68
Trigeminusneuralgie	50, 73, 76
Tumordiagnose	84
Tumormarker	85, 87
Tumornachsorge	17
Tumortherapie	90
Übelkeit	13
Überempfindlichkeit der Haut	63, 77
Übersäuerung	48
Ulcus am Bein	25
Umweltgiftbelastung	58
Umweltgifte	101
Unruhe	106
Unruhige Beine	78
Urtikaria	13
Varikosis	110
Venenprobleme	110
Verdauungsbeschwerden	97
Verschleiß	70, 100
Verschlusskrankheit der Beine	40
Verspannungen	64
Verstopfung	63
Verwachsungen	97
Vitamin B	52
Vitamin B 17	91
Vitamin C	52f., 86
Vitamin D	55
Vitamin-Kur	52
Vitamine	7
Vitamininfusionen	51
Vitaminkur	53
Vitaminmangel	54
Völlegefühl	63
Vorsorgeuntersuchung	17, 38
Weichteilrheumatismus	98
wiederkehrende Infekte	25
Wurzelbehandlung	83
Zähne	82f.
Zähneknirschen	81
Zahnentzündungen	27
Zellentsäuerung	14
Zellulite	64
Zivilisationskrankheiten	4, 55
Zoster-Neuralgie	76
Zuckerkrankheit	3
Zungenbrennen	59
Zungendiagnostik	113

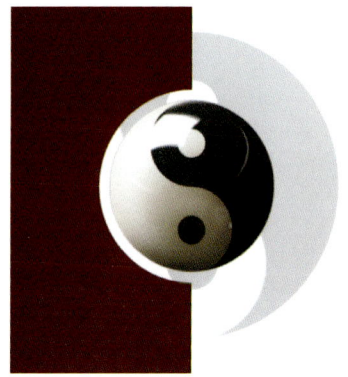

Einleitung

Kann die Schulmedizin allen helfen?

Immer mehr Patienten wünschen sich sanftere, naturheilkundlich ergänzende Behandlungsmethoden. Das Umdenken ist deutlich zu spüren. Umfragen bestätigen, dass ein Großteil der Bevölkerung sich naturheilkundliche Therapieverfahren wünscht. Genau hier setzen wir in unserer Praxiskooperation an. Man braucht nicht immer gleich Chemie, um Infekte der oberen Atemwege zu behandeln. Dies sollte schwereren Fällen vorbehalten bleiben. Wie in neueren Studien nach zu lesen ist, hat die Akupunktur bei Schmerzen des unteren Rückens bessere Heilergebnisse, als die konservativ, medikamentöse Therapie. Das sind nur zwei von vielen Beispielen.

Interdisziplinäre Zusammenarbeit:

Dieses Buch ist in der Zeit der engen therapeutischen Zusammenarbeit zwischen Herrn Dr. Blondin (Allgemeinmedizin), Herrn Dr. Steinrücken (Orthopäde und Osteopath) und Herrn Gregor Weinstein (Internist) entstanden. In der interdisziplinären Zusammenarbeit haben wir am Anfang auf schulmedizinischem Wege chronische Erkrankungen (KHK, Diabetes, Durchblutungsstörungen..) abgeklärt. Erst danach kamen naturheilkundlich ergänzende Verfahren zum Einsatz. Dies wertet keinesfalls die Naturheilkunde ab. Vielmehr erachten wir es für wichtig, dass auf diese Weise keine schwerwiegenden Befunde, übersehen werden.

Wir wollen dies an einigen Beispielen erläutern:

Wer zum Beispiel in der Migränetherapie vergisst, die Halswirbelsäule mit zu behandeln, wird nur kurzfristige Erfolge haben. Ebenso können Nahrungsmittelunverträglichkeiten beim unteren Rückenschmerz beteiligt sein. Wer bei dem Aufmerksamkeitsdefizit-Syndrom die oberen Kopfgelenke nicht manualtherapeutisch mitbehandelt, kann schwerlich mit einer Heilung rechnen. Erst wenn eine sogenannte Atlastherapie und Übungen zur Verschaltung beider Hirnhälften mit in das Therapiekonzept genommen werden, kann eine vollständige Heilung erfolgen. Ebenso ist es sinnvoll, bei chronischen Erkrankungen die Zahn-Kiefer-Region mit einzubeziehen. Es ist nicht immer gleich die Psychosomatik. Chronische Kieferentzündungen (Kieferostitiden) sind nicht so selten, wie immer angenommen wird. Man muss nur daran denken. Außerdem gibt es nicht nur die monokausale Ursache von Krankheiten. Oftmals liegt eine breit gefächerte Ursache vor, die anzugehen ist. Wussten Sie, dass eine alte Narbe (z.B. nach alter Leistenoperation), die Ursache für einen Schmerz im Rücken sein kann?

Wer einmal eine Rehabilitationskur gemacht hat, weiß, dass eine Behandlung wie z.B: die Massage oder Krankengymnastik alleine die meisten langfristigen Probleme nicht löst. Das Wichtigste ist die Zusammenarbeit der Kollegen, die Ihre Probleme aus unterschiedlichen Richtungen betrachten. Aus der interdisziplinären Zusammenarbeit ist dieses Buch entstanden.

Anfallende Behandlungskosten:

In der Medizin gibt es keine Heilversprechen. Dafür ist die Materie zu vielschichtig. Wir reden von Erfahrungsheilkunde – Volksmedizin. Wir können Ihnen aber unsere Erfahrungen mitteilen. Das bedeutet auch, dass notfalls weitere Verfahren zur Ausheilung Ihrer Beschwerden zum Einsatz kommen. Jeder Mensch ist einzigartig und reagiert anders. Das können wir im Vorfeld auch nicht immer genau abschätzen.

Wir haben für unsere Ausbildung mit zahlreichen Zusatzqualifikationen (Osteopathie, Chirotherapie, Naturheilverfahren, Akupunktur, Homöopathie, Blutegeltherapie usw.) viel Zeit und Geld in der Hoffnung investiert, dass wir unseren Patienten dann optimal helfen können. Bei uns haben die Naturheilverfahren einen hohen Stellenwert, was aber in der Gesundheitspolitik leider nicht der Fall ist. Die gesetzlichen Krankenkassen übernehmen nur die nötigsten Behandlungen, so dass die hier beschriebenen naturheilkundlichen Verfahren überwiegend privatärztlich in Rechnung gestellt werden müssen. Sie können sich gerne bei Ihrer Krankenkasse informieren.

Unsere Vorgehensweise:

Unsere Zielsetzung ist, vernetzt zu arbeiten und Ihnen individuelle Wege aus Ihrer Erkrankung zu zeigen. Dies schließt im Einzelfall eine Überweisung zu einem weiteren Therapeuten oder Krankengymnasten nicht aus. Wichtig ist, dass Sie verstehen, das wir Ihnen immer nur Ihren individuellen Weg zeigen können, gehen müssen Sie ihn alleine. Das kann im Einzelfall auch mit vielerlei Einschränkungen verbunden sein, aber all dies soll Sie ein Stück näher in Richtung Ausheilung führen.

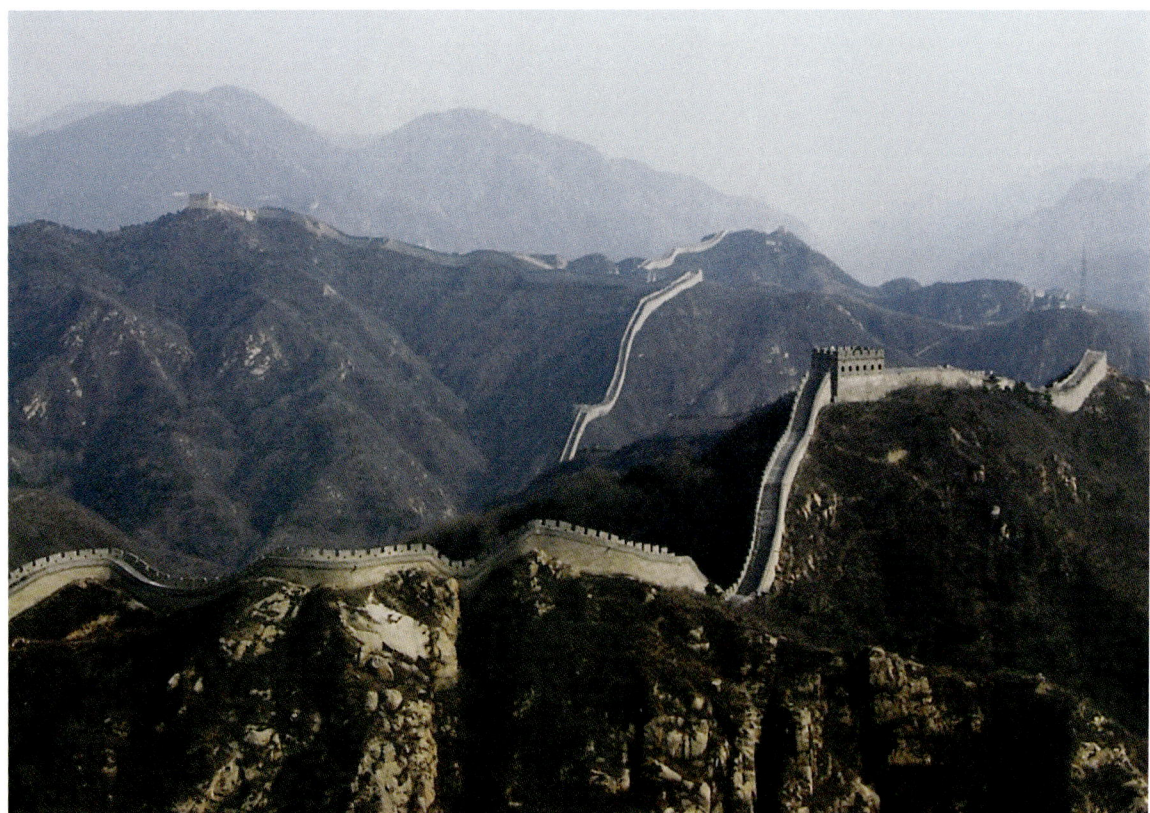

Abb. 2: Blick auf die chinesische Mauer

Diabetes mellitus – Alterszucker

Naturheilkundliche Wege aus der Sackgasse

Einleitung
in der Behandlung des Alterszucker sollten Sie einige grundlegende Dinge verinnerlichen. Die beste schulmedizinische Behandlung kann Sie nur bedingt vor den Folgeerkrankungen schützen. Machen Sie neue Schritte für Ihre eigene Gesundheit und beugen Sie vor!

Ein paar Fakten zum Thema Diabetes und Folgeerkrankungen
- 6000 Diabetiker erblinden jährlich – alle 90 Minuten einer
- 8000 Diabetiker werden jährlich dialysepflichtig (aufgrund des Nierenversagens) – alle 60 Minuten einer
- 28000 Diabetiker werden jährlich amputiert – alle 20 Minuten einer
- 27000 Diabetiker erleiden jedes Jahr einen Herzinfarkt – alle 20 Minuten einer - Tendenz: steigend.

Ihr Arzt wird Ihnen in einem ausführlichen Gespräch (bis zu 30 Minuten) Möglichkeiten und Grenzen der naturheilkundlichen Therapie des Alterszuckers aufzeigen. Die Naturheilkunde kann Ihnen auf verschiedenste Weise helfen, Ihre Zuckerkrankheit zu behandeln. Doch eines müssen Sie immer bedenken; Der Therapeut kann nur Wege aufzeigen, gehen müssen Sie diese alleine.

Die Behandlung Ihrer Zuckerkrankheit erfolgt im Wesentlichen in 3 Stufen:

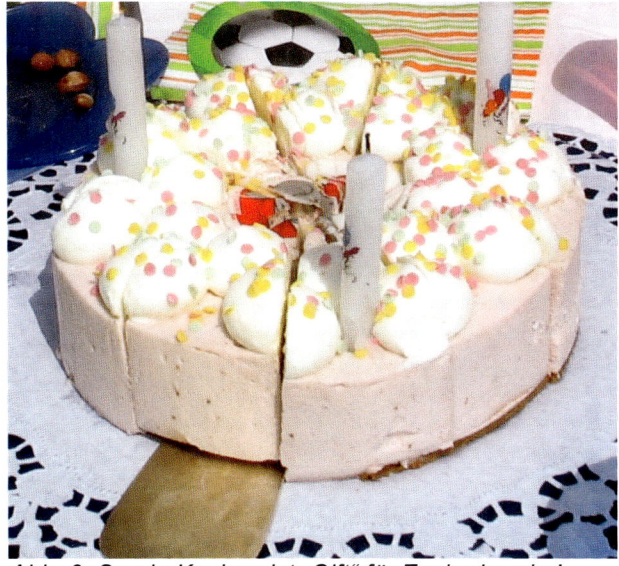
Abb. 3: So ein Kuchen ist „Gift" für Zuckerkranke!

- Entgiftung und Entsäuerung
- Verbesserung der Atmungskette mittels homöopathischer Medikamente
- Infusionen mit hochdosiertem Vitamin C und weiteren homöopathischen Zusätzen

Das Gespräch über naturheilkundliche Therapieverfahren bei Diabetes mellitus wird von Ihrer gesetzlichen Krankenkasse nicht erstattet. Die Kosten für dieses Gespräch werden mit 50 € berechnet. Die Kosten beinhalten einen Therapieplan Ihr Arztes.

Bei Fragen stehen wir Ihnen jederzeit gerne zur Verfügung.

Das Heilfasten bei Zivilisationskrankheiten

**Rheuma
Chronisches Rückenleiden
Bluthochdruck, Arteriosklerose
Cholesterinerhöhung, Harnsäureerhöhung**

Was ist Fasten? Und welche Formen gibt es?
In der Natur ist das Fasten selbstverständlich. Viele Tiere fressen sich im Herbst einen dicken Winterspeck an, um im Winter von ihren Reserven leben zu können. Schon der naturheilkundliche Arzt Hippokrates, hatte das Fasten als Heilmethode erkannt ("Die Natur ist der Arzt der Krankheit"). Bei vielen Krankheiten empfahl er eine geringere Nahrungszufuhr. Der vorübergehende Nahrungsverzicht hat schon vielen Menschen geholfen, dauerhaft von ihren Beschwerden befreit zu werden.

Formen des Fastens
Heute gibt es viele Formen des Fastens. Das Heilfasten nach Dr. Buchinger ist besonders beliebt. Dabei werden Sie ärztlich überwacht und geführt. Eine andere Form wäre das Saftfasten mit selbst gepressten Frucht- und Gemüsesäften, das im Alltag einfacher durchzuführen ist. Die Dr. Max Gerson-Fastentherapie hat sich bei schwerwiegenden Erkrankungen bestens bewährt. Eine abgewandelte Methode ist das Eiweißfasten nach Prof. Lothar Wendt. Dabei wird zweimal jährlich (für ca. 4 Wochen) sämtliches tierisches Eiweiß gemieden. Die 4 Wochen Kur entspricht einer veganen Lebensweise.

Was passiert beim Fasten:
Während des Fastens stellt der Körper seinen Stoffwechsel um und beginnt Fettreserven zu verbrennen. Eine Entgiftungsreaktion wird in Gang gesetzt. Das Bindegewebe wird gereinigt. Die Gefäße können sich so regenerieren. Cholesterin, Zucker, Harnsäure sowie Eiweiß werden abgebaut. Nicht selten normalisieren sich erhöhte Leber- und Zuckerwerte nach einer Fastenperiode.

In einem ausführlichen Gespräch wird der Arzt Ihnen Ihren persönlichen Weg in das Fasten aufzeigen und Ihnen Hilfestellungen zur Durchführen des Fastens geben. Zusätzlich bekommen Sie eine Anleitung mit der daran anschließenden Ernährungsumstellung nach der Insulin Trennkost. Lesenswert sind die Bücher „Satt, schlank und gesund" und „Schlank im Schlaf" von Pape, Gillessen und Schwarz und „Buchinger-Heilfasten".

Das ausführliche Gespräch über das Fasten, das bis zu 30 Minuten dauern kann, wird nicht von Ihrer gesetzlichen Krankenkasse erstattet und wird mit 40 € berechnet.

Effektive Gewichtsreduktion

mit der Insulin-Trennkost und Akupunktur

Jede Woche liest man neue Diätvorschläge in einschlägigen Zeitschriften. Crashdiäten und andere „Wunderdiäten" werden angepriesen. Naturheilkundlich gesehen ist eine langfristige Umstellung der Ernährung für den Körper wesentlich besser. In einem ausführlichen Gespräch wird Ihr Arzt Ihnen erklären, wie eine dauerhafte Gewichtsreduktion zu erreichen ist.

Ernährung - Die Insulin-Trennkost

Eine Umstellung Ihrer Ernährung ist für eine dauerhafte Gewichtsabnahme wichtig. Bitte trennen Sie ab heute konsequent Kohlenhydrate von Fetten und verzichten Sie abends konsequent auf Kohlenhydrate. Dies ist für einen dauerhaften Therapieeffekt unerlässlich. Ohne Hungergefühl werden Sie satt und nehmen darüber hinaus nicht mehr zu. Nachzulesen ist das Thema „Ernährung nach dem Konzept der Insulin-Falle" u.a. in folgenden Büchern:

Satt - schlank – gesund. Autoren: Pape, Schwarz, Gillessen
ISBN Nr. 978-3769104325

Schlank im Schlaf. Autoren: Pape u.a.
ISBN-13 Nr. 978-3774287792

Akupunktur-Behandlung

Ohr- und Körperakupunktur helfen Ihnen ergänzend zur Ernährungsumstellung, Ihr Gewicht zu reduzieren. Wir begleiten Sie die ersten 8 Wochen mit regelmäßigen Akupunktursitzungen (einmal wöchentlich). Bei Bedarf können weitere Akupunkturen vereinbart werden.

Bedenken Sie, dass eine Gewichtsreduktion immer langfristig (über ein Jahr) erfolgen sollte. Erwarten Sie niemals Wunder! Sie alleine bestimmen den Erfolg! So genannte „Crashdiäten" verlaufen in der Gesamtlänge meist frustrierend. Einem Gewichtsverlust folgt dann meist erneut eine Gewichtszunahme.

Das ausführliche Gespräch über die Gewichtsreduktion mit Akupunktur und der Ernährung nach der Insulin Trennkost dauert bis zu 30 Minuten und wird nicht von Ihrer gesetzlichen Krankenkasse erstattet. Die Kosten für dieses Gespräch betragen 40 €.

Alle im Team beraten Sie gerne, wenn Sie Fragen haben!

Kennen Sie Ihre Blutgruppe?
Kennen Sie die Blutgruppendiät?

Theorie der Blutgruppendiät

Der Naturheilkundler Peter D´Adamos ist Begründer der Blutgruppendiät. Laut D'Adamo verträgt jeder Mensch, abhängig von seiner Blutgruppe, bestimmte Lebensmittel gut, während andere das Blut "verklumpen". Durch diese Verklumpung wird der Körper geschädigt.

Blutgruppendiät: Einteilung der Lebensmittel

Nach D`Adamo werden fast alle Nahrungsmittel in die Kategorien „vorteilhaft", „neutral" und „vermeiden" eingeordnet. Der Autor ist der Meinung, dass man sich vor zahlreichen Krankheiten schützen kann, wenn man sich entsprechend seiner Blutgruppe ernährt.

Lebensmittel	Blutgruppe			
	0	A	B	AB
Fleisch	+	-	+	+
Gemüse	+	+	+	+
Obst	+	+	+	O
Getreide	-	+	-	-
Fisch	+	+	O	+
Milch	-	-	+	-

+   lt. Blutgruppendiät vorteilhaft
O   lt. Blutgruppendiät neutral
−   lt. Blutgruppendiät vermeiden

Die Blutgruppendiät soll unter anderem Übergewicht, Diabetes mellitus und Magengeschwüre heilen können und sogar den Gesundheitszustand von Krebs- und AIDS-Patienten verbessern.

Neben der Bestimmung Ihrer Blutgruppe empfehlen wir Ihnen ein geeignetes Buch über die Blutgruppendiät.

Die Bestimmung Ihrer Blutgruppe wird nicht von Ihrer gesetzlichen Krankenkasse erstattet. Sie kostet ca. 40 €.

Bei Fragen stehen wir Ihnen jederzeit gerne zur Verfügung.

Juice plus+ - die etwas andere Nahrungsergänzung
Damit Sie gesund bleiben!

Essen Sie wirklich täglich 5 Portionen Obst und Gemüse?

Seien Sie ehrlich: Essen Sie täglich mindestens 5 Portionen frisches Obst und Gemüse, wie es das Bundesgesundheitsministerium empfiehlt? Durch Stress und Zeitmangel nehmen wir uns immer weniger Zeit für eine gesunde Ernährung. Dazu kommt, dass das Obst und Gemüse, das wir in den Supermärkten kaufen, immer weniger der lebenswichtigen Nährstoffe und Vitamine enthält. In den meisten Fällen wird es unreif gepflückt und zum Teil lange gelagert, bis es als „frische" Ware bei uns im Einkaufskorb landet.

Viele Menschen wissen dies und nehmen täglich die Nahrungsergänzungsmittel zu sich, die Ihnen von der Werbung schmackhaft gemacht werden. Aber sind diese auch wirklich gut? Wir sind uns selbstverständlich darüber im Klaren, dass ein Nahrungsergänzungsmittel niemals die tägliche Ernährung ersetzen kann. Es kann aber sehr wohl die Versorgung mit Mikronährstoffen gewährleisten und uns ein Stück weit davor bewahren, unsere Gesundheit aufs Spiel zu setzen.

Was ist anders bei Juice plus+?

Basis von Juice plus+ sind die Konzentrate von Obst und Gemüse. Anders als bei vielen Vitamin- und Nahrungsergänzungspräparaten werden bei der Herstellung von Juice plus+ frisches Obst und frisches Gemüse als Bio-Produkte reif geerntet und die wichtigen Mikronährstoffe extrahiert und schonend getrocknet. Die schonenden Herstellungsverfahren erhalten die Eiweißbausteine (u.a. Enzyme) in ihrem ursprünglichen Zustand. Bei der Auswahl der Rohstoffe werden ausschließlich biologische Produkte verwendet. Es sind keine künstlichen Zusätze oder Pestizide enthalten. Juice plus+ zeichnet sich durch eine wissenschaftlich fundierte Studienlage aus. Jahrelange Forschung zeigten den positiven Nutzen des Präparates. Juice Plus wird weltweit millionenfach eingesetzt und ist u.a. Partner des deutschen und schweizerischen Olympiateams 2010. In der Sport- und Fitnesswelt hat Juice Plus viele Anhänger gefunden. Auch in der Wissenschaftssendung „Welt der Wunder" kam ein Beitrag über Juice plus+.

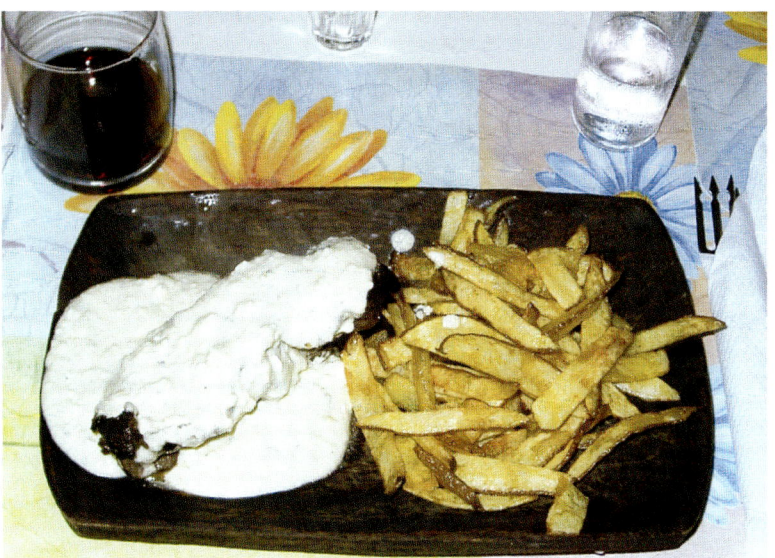

Wir sind Ihnen gerne behilflich, wenn Sie das Produkt beziehen möchten.

Abb. 4: Ist unser Essen wirklich immer gesund?

Sie wollen aufhören zu Rauchen?

Raucherentwöhnung mit Akupunktur

Das Rauchen (auch das Passiv-Rauchen) stellt heute die häufigste Krankheits- und Todesursache dar. Die Palette der Erkrankungen reicht von der „Raucherbronchitis", dem Raucherbein, der erektilen Dysfunktion (Impotenz beim Manne) bis zum Bronchialkarzinom.

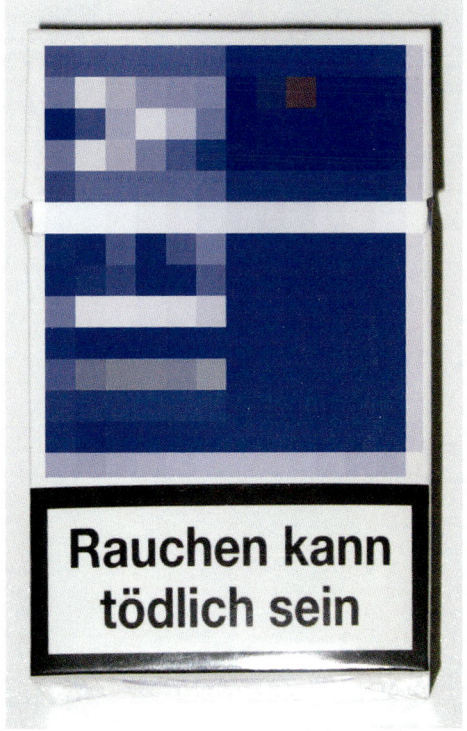

Abb. 5: Rauchen kann tödlich sein!

Schon 1975 stellte die Weltgesundheitsorganisation (WHO) fest, dass „...durch keine andere Einzelmaßnahme mehr Menschenleben gerettet und mehr Krankheiten verhütet werden können als durch eine spürbare Senkung des Zigarettenkonsums." Eine Vielzahl von toxischen Stoffen sind nachgewiesen worden (weit über 1000 verschiedene toxische chemische Substanzen). Untersuchungen belegen darüber hinaus, dass auch das Passivrauchen gefährlich ist. Denken Sie auch an Ihre Mitmenschen und hören Sie auf zu rauchen. Falls Sie den Wunsch haben das Rauchen zu beenden, können wir Ihnen eine Entwöhnungsbehandlung anbieten. Grundvoraussetzung ist, dass Sie aus freien Stücken das Rauchen aufgeben wollen.

Die Raucherentwöhnungstherapie besteht aus mehreren Akupunktursitzungen. Sie bestimmen wie viele Sitzungen Sie brauchen. Sie sollten am Vortag bis 12.00 Uhr mittags Ihre letzte Zigarette "feierlich" geraucht haben. Für den nächsten Tag vereinbaren Sie einen Akupunkturtermin in unserer Praxis. Sie werden nach einem gut untersuchten Anti-Suchtkonzept mit Körper- und Ohrakupunktur behandelt (angelehnt an das gut geprüfte NADA-Protokoll in Kliniken zum Drogenentzug). Rechnen Sie mit ca. 30 Minuten Therapiedauer pro Sitzung. Die nächsten zwei Tage werden Sie erneut akupunktiert. Die Therapie kann nach 3 Sitzungen beendet werden, wenn Sie sich sicher genug fühlen, keine Zigarette mehr rauchen zu „müssen". Bei bestehenden Restbeschwerden (Entzugserscheinungen) kann selbstverständlich länger akupunktiert werden.

Die Akupunkturen und das Gespräch zur Raucherentwöhnung werden nicht von Ihrer gesetzlichen Krankenkasse erstattet. Eine einzelne Akupunktursitzung wird mit 35 € berechnet. Das Erstgespräch mit weiteren Erläuterungen zur Therapie wird mit 30 € berechnet. Ist die Therapie nach 3 Akupunkturen abgeschlossenen, kostet Sie die ganze Behandlung 135 €.

Wenden Sie sich bei Interesse an uns oder an unser Praxis-Team!

Hat Ihr Kind wiederkehrende Infekte?
Ist es ständig erkältet?

Homöopathische Eigenbluttherapie nach Dr. H. Imhäuser

Was ist eine Eigenbluttherapie?

Die Eigenbluttherapie ist allgemein als unspezifische Reiz- und Regulationstherapie bekannt. Eine günstige Wirkung der Eigenblutbehandlung sieht man z.B. bei Neurodermitis, Asthma bronchiale, Erschöpfungszuständen, Konzentrationsstörungen, Infektanfälligkeit, Allergien, usw.

Homöopathische Eigenblutbehandlung

Weniger bekannt ist eine Form der Eigenblutbehandlung, die in den Bereich der Homöopathie fällt und sich optimal zur Anwendung bei Kindern eignet. Die Therapie ist unbedenklich. Sie wurde von der Kinderärztin Frau Dr. Hedwig Imhäuser tausendfach bei akuten und chronischen Krankheitszuständen bei Kindern angewendet.

Vorgehen der homöopathischen Eigenblutkur

Aus einem Tropfen Blut (meist Kapillarblut aus dem Ohrläppchen oder Finger) wird ein eigens auf das Kind abgestimmtes homöopathisiertes Medikament (eine sogenannte Autonosode) in Form von Tropfen hergestellt. In der Regel werden 5 Verdünnungsstufen im Therapieverlauf benötigt.

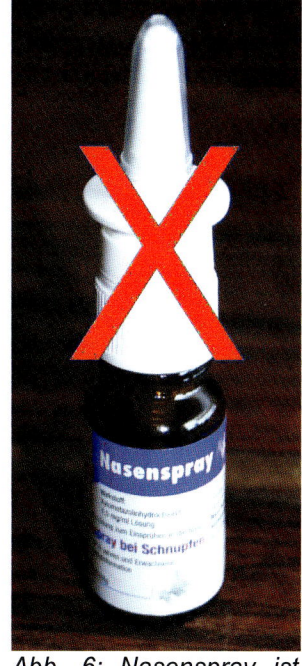

Abb. 6: Nasenspray ist vermeidbar!

Die homöopathische Eigenblutkur bei Kindern wird von Ihrer gesetzlichen Krankenkasse nicht erstattet. Die Kosten für die mehrwöchige Kur betragen, je nach Anzahl der verwendeten Potenzen (C-Potenzen), bis zu 80 €.

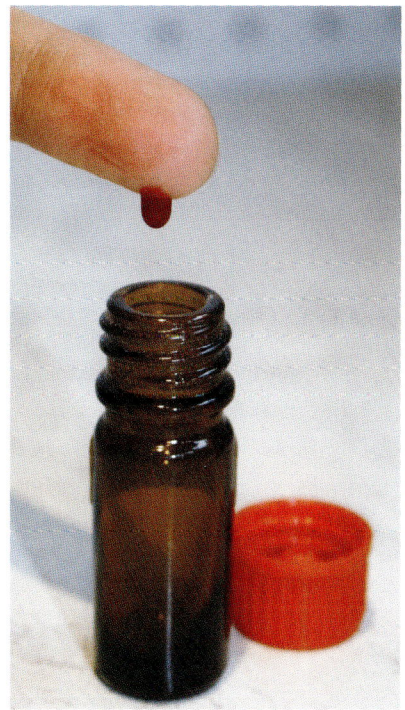

Abb. 7: Ein Tropfen Blut reicht

Pollen-Allergie – Allergische Rhinitis

Wir behandeln mit Akupunktur und Eigenblut

Wenn bei Ihnen eine Pollenallergie diagnostiziert wurde, behandeln wir dies zumeist naturheilkundlich. Dazu zählen Therapieverfahren der Traditionellen Chinesischen Medizin, der klassischen Naturheilkunde und der Homöopathie (S. 18). Zu unterscheiden ist die Therapie in der symptomfreien Phase zu der Behandlung in der Pollenzeit. In der symptomfreien Phase sollte der Patient mit immunstimulierenden Verfahren behandelt werden (z.B. mit Eigenblut S. 101 oder Thymus-Injektionen S. 80). In der Hauptbeschwerdezeit benötigen sie eine andere Therapie (Körper- und Ohr-Akupunktur sowie Homöopathie). Daneben ist es ratsam ein chinesisches Kräuterpräparat einzunehmen.

Therapieplan im symptomfreien Intervall

Eigenblutkur mit Echinaject (2 x jährlich 10 Injektionen - vor und nach der Pollensaison)
alternativ – 2 Thymuskuren mit 10 Injektionen vor und nach der Saison.
Die naturheilkundliche Behandlung ist (wie auch die klassische allergologische Desensibilisierung) auf 2-3 Jahre angelegt.

Therapie im Symptomintervall

2-3 x wöchentliche Akupunktur + Ohrakupunktur – nach dem Protokoll der Dresdner HNO Universitätsklinik, Einnahme eines chinesischen Kräuterpräparates, zusätzlich homöopathische Therapie

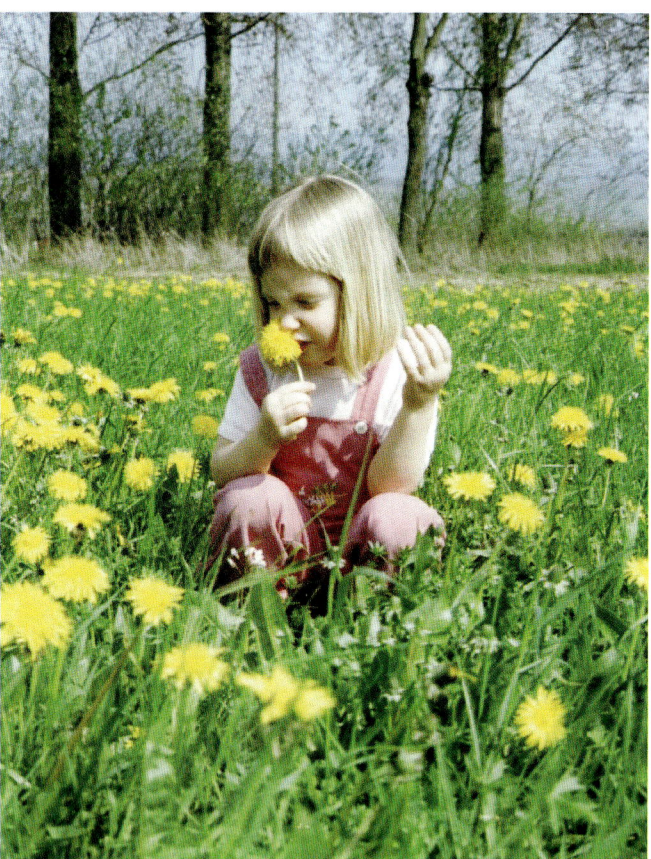

Abb. 8: Löst bei Ihnen schon der Anblick einer Blumenwiese Juckreiz in der Nase aus?

Die gesetzlichen Krankenkassen übernehmen die Kosten der oben aufgeführten Therapieverfahren nicht. Grundlage der Abrechnung ist die Gebührenordnung für Ärzte (GOÄ). Der gemeinsame Bundesausschuss hat die Therapieverfahren nicht in den Leistungskatalog aufgenommen. Je Akupunktur-Sitzung berechnen wir je nach Ausmaß der zu akupunktierenden Region zwischen 25-35 €. Rechnen Sie mit 10 Sitzungen Akupunktur. Eine Eigenblutkur (10 Sitzungen, Materialien eingeschlossen) mit Echinaject kostet 150 €.

Alle im Team beraten Sie gerne, wenn Sie Fragen haben!

Asthma bronchiale

von Akupunktur bis Schwarzkümmel-Öl

Was ist Asthma bronchiale und welche Therapieoptionen bestehen?

Neben den schulmedizinischen Therapieangeboten mit inhalierbarem Cortison und Bronchien erweiternden Medikamenten gibt es ergänzende diagnostische und therapeutische Verfahren zur Verbesserung und Stabilisierung Ihrer Luftnotsymptomatik.

Das Asthma bronchiale ist gekennzeichnet durch eine phasenweise Verengung Ihrer Bronchien durch Schleimhautentzündungen mit Vermehrung des Sekrets in den Atemwegen. Vielerlei Aspekte kommen in der Therapie des Asthma bronchiale in Frage. Angefangen mit Nahrungsmittelunverträglichkeiten bis hin zu einem Bakterienungleichgewicht in der Darmflora. Nicht zu vergessen ist das große Spektrum der Traditionellen Chinesischen Medizin. Oft liegt nach chinesischer Vorstellung bei einem Asthma bronchiale ein Lungen-Yin-Mangel oder ein Nierenenergiemangel als Ursache der Beschwerdesymptomatik vor. Ergänzende Akupunkturen und Chinesische Kräuter haben hier schon vielen Patienten geholfen.

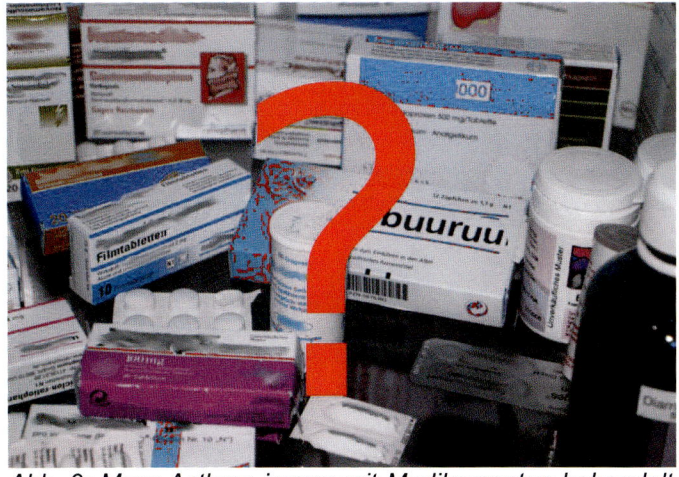

Abb. 9: Muss Asthma immer mit Medikamenten behandelt werden?

Die oben aufgeführten therapeutischen Optionen sind als Ergänzung zu den üblichen Medikamenten zu verstehen. Erst im Verlauf der naturheilkundlichen Therapie kann die übliche schulmedizinische Medikation verringert oder sogar abgesetzt werden. Eine alte chinesische Weisheit besagt, was über Jahre kommt, braucht Monate um wieder weg zu gehen! Eine weitere Option bietet die klassische Homöopathie (S. 18). Nach Repertorisierung werden individuell auf Sie abgestimmte Homöopathika ermittelt, mit denen die Therapie durchgeführt wird. Darüber hinaus hat das Schwarzkümmel-Öl eine lange therapeutische Tradition bei der Behandlung von Lungenkrankheiten. Vitamine und Spurenelemente runden das naturheilkundliche Therapiekonzept ab.

Ihr Arzt wird Ihnen einen schriftlichen Therapieplan aushändigen.

In einem ausführlichen Gespräch wird der Arzt Ihnen naturheilkundliche Ansätze der ganzheitlichen Therapie des Asthma bronchiale geben. Das bis zu 30-minütige Gespräch wird von Ihrer gesetzlichen Krankenkasse nicht erstattet. Die Kosten für das ausführliche Gespräch belaufen sich auf 50 €.

Leiden Sie unter Allergien?

Naturheilkundliche Therapieoptionen in der Allergiebehandlung

Therapiegespräch - naturheilkundliche Optionen in der Allergiebehandlung?

Neben den üblichen schulmedizinischen Therapieansätzen wie Antihistaminika, Desensibilisierungen sowie der Cortisongabe, hat die Naturheilkunde ergänzende Verfahren zu bieten. Gerade die Traditionelle Chinesische Medizin, der Wiederaufbau der natürlichen Darmflora, die Homöopathie (S. 18) und die Eigenbluttherapie können hier sehr hilfreich sein. Dies möchten wir Ihnen im Rahmen eines ausführlichen Gespräches gerne näher bringen.

Was beinhaltet das Gespräch?

Während des bis zu 30 Minuten dauernden Gespräches wird eine auf Sie abgestimmte Allergiebehandlung vorgestellt und erläutert. Sie bekommen die Aufzeichnungen und den Therapieplan am Ende ausgehändigt.

Das Therapiegespräch zur Naturheilkunde bei Allergien wird nicht von Ihrer gesetzlichen Krankenkasse erstattet. Die Kosten für dieses Gespräch betragen 50 €.

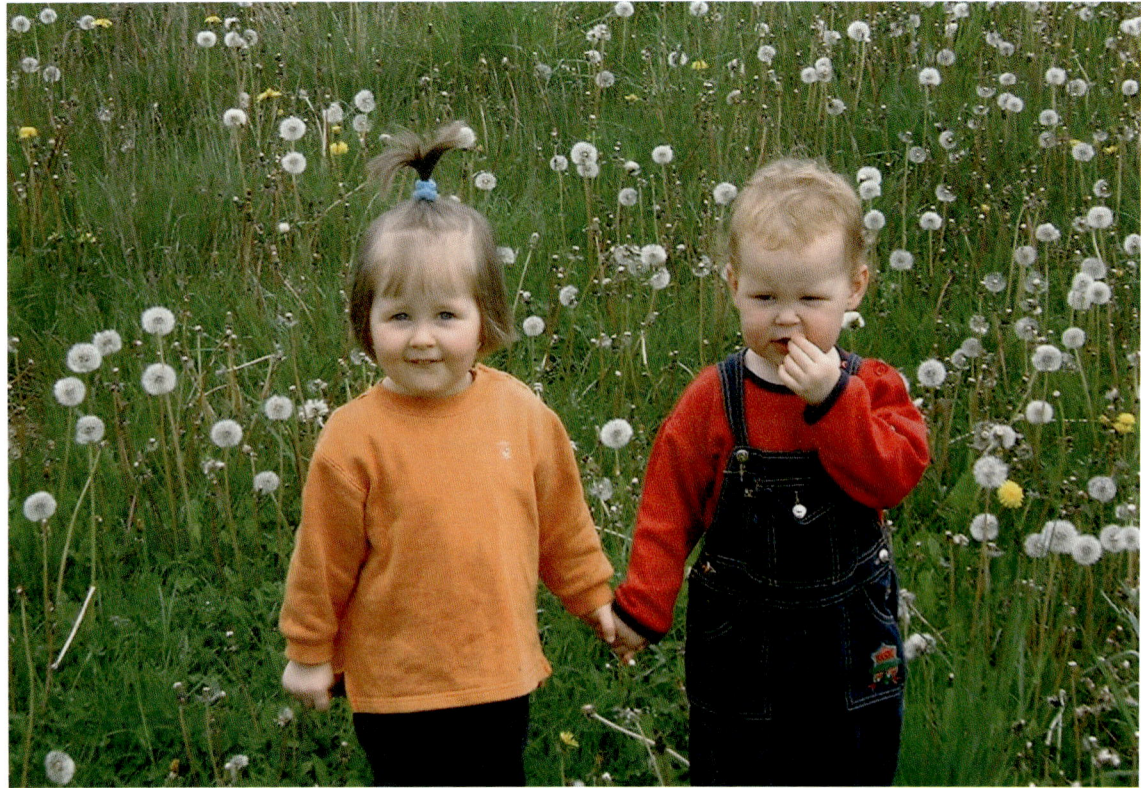

Abb. 10: Kinder auf einer Blumenwiese

Histamin-Intoleranz abklären lassen

Allergie, Juckreiz, Urtikaria, Kopfschmerzen, Übelkeit und Durchfall

Eine Histamin-Intoleranz befällt 1 - 3 % der Bevölkerung. Dabei ist die Dunkelziffer noch nicht absehbar. 80 % der gefundenen Fälle betreffen Frauen mittleren Alters. Meist liegen migräneartige Kopfschmerzen, Hitzewallungen, Übelkeit, Durchfall und Atemnot vor.

Biogene Amine, Pseudoallergie:

Histamin zählt zu den biogenen Aminen. Am bekanntesten sind Eiweiße. Wichtig ist es zu verstehen, dass eine Histamin-Intoleranz keine Allergie darstellt. Es liegt ein Missverhältnis zwischen dem Histamin abbauenden Enzym DAO (Diaminooxidase) und der Histaminzufuhr über die Nahrung vor. Man spricht auch von pseudoallergischen Reaktionen.

Symptome:

Die Wirkungen von Histamin sind vielfältig. Zumeist wird durch das Histamin eine allergische Reaktion mit Rötung, Juckreiz, Erweiterung der Blutgefäße, Schwellung und Verengung der Bronchien hervorgerufen. Daneben erhöht Histamin die Magensaftproduktion und senkt den Blutdruck mit gleichzeitiger Erhöhung der Herzfrequenz. Ebenfalls wird von Patienten eine starke Müdigkeit, Erschöpfung sowie weicher Stuhlgang und Durchfall genannt.

Einfluss der Ernährung und der Medikamente:

Eine einfache und nebenwirkungsarme Methode den Histaminspiegel im Körper zu senken, ist eine histaminarme Ernährung. Dies sollte konsequent durchgeführt werden, da sonst Rückschläge vorprogrammiert sind. Das Histamin ist hitzestabil und kann nicht durch Kochen, Braten, Backen und Tiefkühlen verändert werden. Alkohol potenziert die Histaminwirkung. Vorab sollten Sie Folgendes wissen: Rotwein, lang gereifte Käsesorten, Salami, Sauerkraut, geräucherter Fisch, Tomaten und Essig sowie Südfrüchte sind auf alle Fälle zu meiden. An Medikamenten sollten Hustensäfte, Schleimlöser und die Magen-Darmtätigkeit anregende Medikamente gemieden werden, da sie das Histamin abbauende Enzym hemmen.

Eine einfache Blutuntersuchung kann Klärung bringen.

Die Bestimmung der Histamin-Intoleranz ist zur Zeit nur in Ausnahmefällen eine Kassenleistung. Ihr Arzt wird Ihnen in einem bis zu 30-minütigem Gespräch das Ergebnis der Untersuchung erläutern und Ihnen Wege aus der Histamin-Intoleranz zeigen. Die Gesprächsleistung wird mit 30 Euro nach der GOÄ berechnet.

Bei Fragen stehen wir Ihnen jederzeit gerne zur Verfügung.

Der Aderlass wurde schon im Mittelalter angewendet

Arteriosklerose, Koronare Herzkrankheit, Bluthochdruck, chronische Lungenkrankheit, Eisenvermehrung im Blut

Haben Sie „zu dickes Blut"? Wollen Sie etwas für Ihre Gesundheit tun? Dann empfehlen wir Ihnen einen Aderlass!

Was ist ein Aderlass, wo kommt er her?

Der Aderlass war immer Bestandteil der Volksmedizin. Bis in das 19. Jahrhundert hinein wurde die Technik vielfach verfeinert. Durch den Aderlass entsteht eine Blutverdünnung und nachfolgend eine Verbesserung der Blutzirkulation. Es kommt in der Regel zu einer besseren Sauerstoffverwertung und zu einer Zellentsäuerung. Die universitäre Medizin wendet den Aderlass bei einer Vermehrung der roten Blutzellen (Polyglobulie) sowie bei Eisen- und Kupferspeichererkrankungen der Leber an. Man sagt dem Aderlass sogar eine gegen den Krebs gerichtete Wirkung nach.

Was beinhaltet der Aderlass?

Der Aderlass umfasst eine Punktion Ihrer Vene mit einer Flügelkanüle (Butterfly) und eine Ableitung Ihres Blutes in ein Gefäß. Meist werden zwischen 70 und 120 ml abgelassen. Nach der Heiligen Hildegard von Bingen sollte der Aderlass in nüchternem Zustand durchgeführt werden. Der ideale Zeitraum wäre innerhalb der ersten 6 Tage nach dem Vollmond.

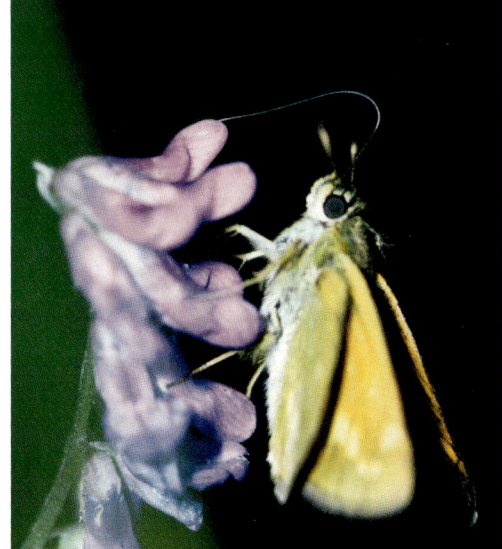

Abb. 11: Hier wird gerade eine Blüte "zur Ader gelassen"

Indikationen

- Herz-Kreislauferkrankungen (Bluthochdruck, Arteriosklerose, koronare Herzkrankheit...)
- Polyglobulie - Vermehrung der roten Blutkörperchen, chronische Lungenkrankheiten
- Kupfer- und Eisenspeicher-Erkrankungen
- Gynäkologische Erkrankungen wie Prämenstruelles Syndrom
- Zur Gesundheitsvorsorge

Kontraindikationen

Der Aderlass sollte nicht bei starker körperlicher Schwäche, schweren Grunderkrankungen und starker Blutarmut durchgeführt werden. Akute Infektionen oder ein akuter Angina pectoris-Anfall gilt als Kontraindikation.

Der Aderlass wird von Ihrer gesetzlichen Krankenkasse nicht erstattet.
Die Kosten für diese Therapie betragen 35 €.

Bitte sprechen Sie bei Interesse uns oder unser Team an!

Blutegeltherapie

Kleiner Biss – große Wirkung

Was ist eine Blutegeltherapie?

Unzähligen Patienten konnte schon seit Jahrzehnten mit der Blutegeltherapie geholfen werden. Die Therapie ist weltweit verbreitet. Zur Verwendung kommen kleine, schwarze, den Ringelwürmern ähnliche Tiere (Hirudo medicinalis), die an erkrankten Körperstellen aufgesetzt werden. Nach dem Biss geben die Egel mehrere medizinisch wirksame Stoffe in das Blut ab. Gut untersucht ist das Hirudin (ein blutgerinnungshemmender Stoff). Darüber hinaus gibt es noch eine Vielzahl wirksamer aber noch nicht untersuchter Inhaltsstoffe des Speichels.

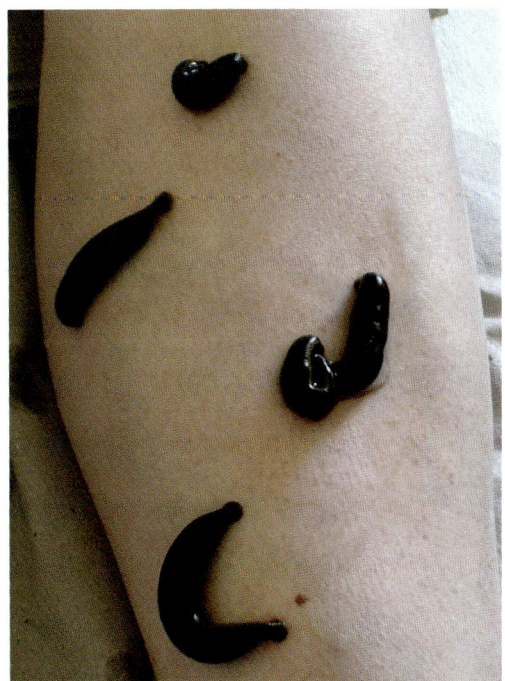

Abb. 12: Blutegel im Einsatz

Einsatzgebiete der Blutegeltherapie

Es gibt eine Vielzahl von Anwendungsgebieten. So kann die Blutegeltherapie zum Beispiel bei Beschwerden des Tennisellenbogens, bei Kniearthrose, bei Eitererkrankungen der Haut, bei Daumensattelgelenkarthrose, bei Hals- und Lendenwirbelsäulensyndrom, bei Krampfadern, bei Nervenschmerzen nach einer Gürtelrose, bei chronischen Ohrenentzündungen und vielem mehr eingesetzt werden.

Wann sollte eine Blutegeltherapie nicht durchgeführt werden?

Sie sollten nicht an einer schweren Bienen- oder Wespengiftallergie leiden. Ansonsten wäre das eine Kontraindikation für die Therapie mit Blutegeln. Eine Marcumar-Therapie bedeutet eine absolute Kontraindikation zur Therapie mit Blutegeln. ASS 100-300 mg erfordert vor der Therapie eine Therapiepause von einer Woche. Die Behandlungsdauer beträgt ca. 45-90 Minuten.

Die Blutegeltherapie wird nicht von Ihrer gesetzlichen Krankenkasse erstattet. Wir weisen jetzt schon darauf hin, dass die gesetzlichen Krankenkassen für eventuell erforderliche Folgebehandlungen nach einer Blutegeltherapie nicht aufkommen (Nachblutung, Infektion...).

Die Kosten für diese Behandlung betragen ca. 50 €. Hinzu kommen die Kosten für die Blutegel. Die Anzahl der Tiere ist davon abhängig, welche Region behandelt wird. Bei Kniebehandlungen werden ca. 10 Blutegeln angesetzt. Am Ellenbogen reichen oft 4-5 Egel. Am unteren Rücken werden meist bis zu 8 Egel angesetzt. Zur Zeit kostet ein Blutegel 4,50 €.

Spanische Fliege und Naturheilverfahren
Wie hängt das zusammen?

Therapie mit dem Cantharidenpflaster

Was ist die Therapie mit dem Cantharidenpflaster?

Das Cantharidenpflaster ist eine sehr alte und bekannte Therapiemethode für umschriebene Schmerzen besonders bei degenerativen Leiden. Sie gehört zu den naturheilkundlich ausleitenden Verfahren über die Haut. Nach Behandlung der Haut wird die Durchblutung (und damit der Stoffwechsel) von Muskeln, Bindegewebe und Gelenke angeregt. Darüber hinaus werden auch lymphähnliche Stoffe („Schlackenstoffe") über die Haut ausgeschieden, was unter anderem zur Schmerzlinderung führt.

Was beinhaltet die Therapie mit dem Cantharidenpflaster?

Nach sorgfältiger Desinfektion wird das Cantharidenpflaster auf den schmerzhaften Bereich fixiert. Es verbleibt 12-20 Stunden an dieser Stelle. Eine Ausnahme ist das Cantharidenpflaster bei akuter Mittelohrentzündung, was hauptsächlich bei Kindern zum Einsatz kommt. Das Pflaster wird nur wenige Stunden auf der Haut belassen. Der Pflasterinhaltsstoff lässt während dieser Zeit eine Blase entstehen, die mit einer lymphähnlichen Flüssigkeit (Schlackenstoffe des Gewebes) gefüllt ist.

Sinnvolle Einsatzgebiete der Pflastertherapie

sind Lumbalgie/Ischialgie, Iliosakralgelenksblockierungen, nicht operationsbedürftige Bandscheibenleiden, inoperable Bandscheibenvorfälle, chronifizierte Myogelosen, rezidivierende Gelenkergüsse, chronifizierte Tendinosen (auch Tennisellenbogen), chronisch degenerative Gelenkerkrankungen, isolierte Knochenmetastasen, Ent-

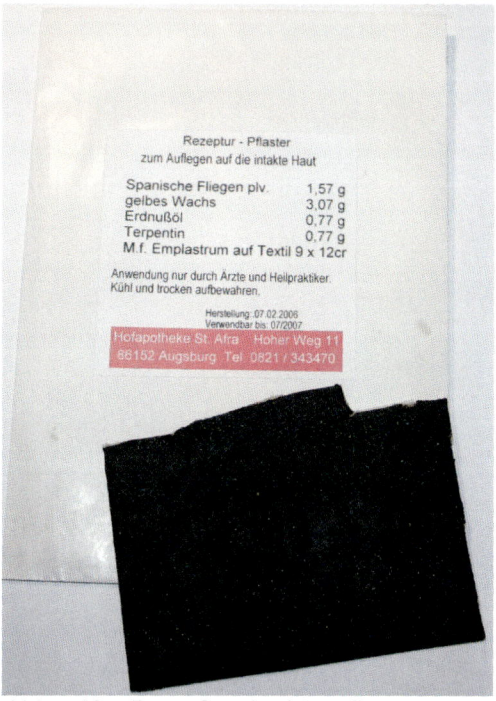

Abb. 13: Das Cantharidenpflaster kann beliebig zugeschnitten werden.

zündungen des Ohres (v.a. Mittelohr), bei chronifizierten Entzündungen. Die Therapie beinhaltet das Aufbringen des Pflasters und die Wundkontrolle mit Verbandswechsel.

Die Therapie mit dem Cantharidenpflaster wird nicht von Ihrer gesetzlichen Krankenkasse erstattet. Die Kosten für die Therapie belaufen sich einschließlich der Verbandswechsel und der folgenden Wundkontrollen auf 25-50 €. Dies hängt von der Größe des zu behandelnden Areals ab.

Alle im Team beraten Sie gerne, wenn Sie Fragen haben!

Dunkelfeldmikroskopie Ihres Blutes

Herz-Kreislauf-Risiken rechtzeitig erkennen

Was ist die Dunkelfeldmikroskopie?

Die Untersuchung des lebenden Blutes (ein Tropfen Kapillarblut) mithilfe des Dunkelfeldmikroskops ist ein naturheilkundliches Diagnoseverfahren, was auf die Forschungen von Prof. Enderlein (1872-1968) und Dr. von Brehmer zurückgeht. Beide Forscher zeigten, dass es kein steriles, keimfreies menschliches Blut gibt. Dies wird seitens der Universität noch immer bestritten. Die sogenannte „Blutflora" lässt Rückschlüsse auf eine chronische Übersäuerung im Körper zu.

Was beinhaltet die Dunkelfeldmikroskopie?

Die Untersuchung des Lebendbluttropfens wird im Beisein von Herrn Dr. Blondin durchgeführt. Nach Abnahme des Tropfens aus der Fingerbeere (alternativ Ohrläppchen) haben Sie die Gelegenheit Ihr eigenes Lebendblut am Monitor mit anzusehen. Dr. Blondin wird Ihnen die Hauptbefunde gleich am Bildschirm zeigen und Ihnen später die daraus ableitbaren Therapiemöglichkeiten erläutern.

Sinnvolle Einsatzgebiete:

- Als Vorsorgeuntersuchung, zur Erkennung krankhafter Befunde des Immunsystems, Aussagen über den Säure-Basen-Haushalt, Aussagen über die Blutdynamik und Sauerstoffmangelzustände
- Vorliegen einer Gefährdung für einen Schlaganfall, Herzinfarkt, Thrombose
- Zur Störfelderkennung, zur Diagnostik von bakteriellen Urformen und Parasiten, zur Erkennung von einer Darmbelastung (Mykoseverdacht), Leberbelastung
- Zur Erkennung einer Übereiweißung, „Verschlackung des Blutes", Präkanzeroseerkennung, Tumornachsorge

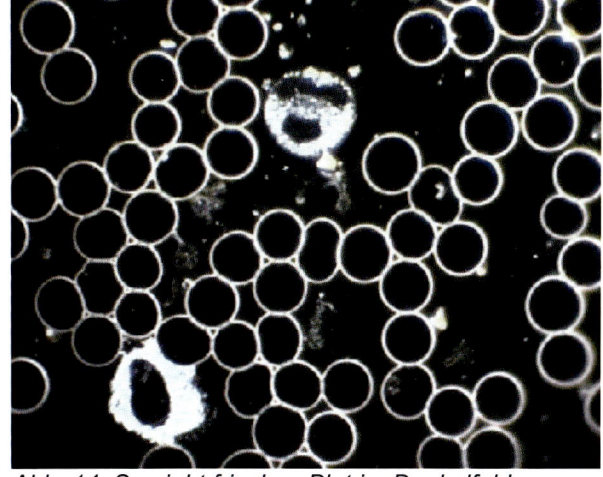
Abb. 14: So sieht frisches Blut im Dunkelfeld aus.

Die Dunkelfeldmikroskopie wird nicht von Ihrer gesetzlichen Krankenkasse erstattet. Die Kosten für die Therapie belaufen sich einschließlich der Erstellung eines Therapieplans auf 52 €.

Bitte kommen Sie am Untersuchungstag nüchtern zur Untersuchung. Nach Abnahme des Bluttropfens können Sie sofort essen und trinken.

Homöopathie nach Samuel Hahnemann

Was ist das?

In der Homöopathie wird außer den reinen Symptomen einer Erkrankung auch immer das Gesamtbild des Patienten mit betrachtet. Daher ist hier eine fachkundige Beratung bei einem fachkundigen Homöopathen besonders wichtig. Es sollen immer die Selbstheilungskräfte des Menschen angeregt werden.

Welche Arzneimittel werden eingesetzt?

Prinzipiell werden in der Homöopathie zur Behandlung von Erkrankungen Stoffe eingesetzt, die in sehr hoher Konzentration die gleichen Beschwerden und Symptome erzeugen, wie die, die behandelt werden sollen. Beim Kaffeegenuss mit nachfolgender Schlaflosigkeit und nervlicher Übererregung, kann verdünnter (homöopathisch potenzierter) Kaffee die Schlaflosigkeit eines Menschen behandeln. Dies ist sicher eine stark vereinfachte Darstellung der komplexen Wirkungsweise der Homöopathie, soll aber hier in der Kurzdarstellung genügen.

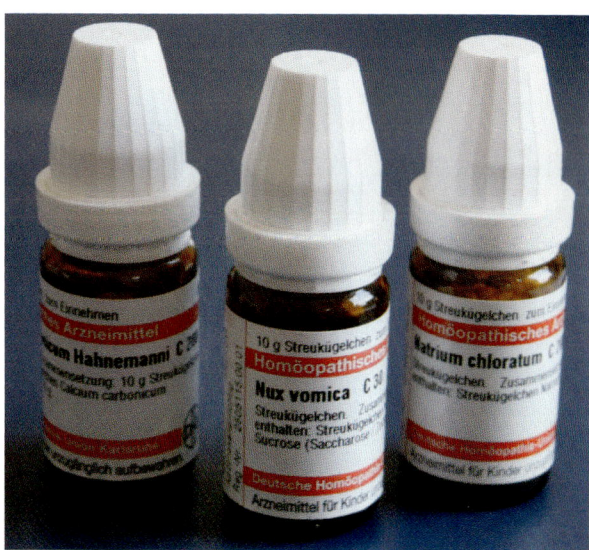

Abb. 15: Homöopathische Globuli

In einer homöopathischen Erstanamnese (Dauer ca. 45 Minuten/Folgeanamnese ca. 20 Minuten) wird Dr. Blondin Ihnen Ihr individuelles homöopathisches Arzneimittel heraussuchen (repertorisieren).

Die Erstanamnese wird mit 100 €, die Folgeanamnese mit € 50 € berechnet.

Ausleiten und Entgiften mit Homöopathie

Zur Stärkung des gesamten Organismus bietet Ihnen die Naturheilkunde ausleitende und entgiftende Verfahren. Eine sinnvolle und erfolgreiche Ausleitungstherapie (z.B. durch homöopaathische Medikamente der Firma Heel) erfolgt sowohl über die Nieren, die Leber, den Darm als auch über die Haut und Lymphe. Alle Ausscheidungsorgane werden gleichmäßig angeregt, um eine möglichst umfassende Entgiftung zu erzielen.

Die Vorteile dieses Therapieplanes sind eine umfassende Ausleitung, die absolute Alkoholfreiheit der eingesetzten Medikamente und die einfache Einnahme der homöopathischen Medikamente. Somit ist die Therapie auch für Patienten durchführbar, die aus medizinischer Sicht keinen Alkohol zu sich nehmen dürfen.

Manchmal kann es notwendig werden, diese Medikamente zu infundieren, dies hängt hängt im Einzelfall vom Krankheitsbild ab. Wichtig ist, dass Sie während der Therapie ausreichend trinken. Schließlich müssen die freiwerdenden Giftstoffe und Schlacken aus dem Körper entfernt werden.

Das Gespräch einschließlich Erstellung des Therapieplanes wird mit 40 € berechnet.

Schlüren-Spritze – „Neues" aus der Homöopathie

**bei hoch fieberhaften Infekten
bei sepsisähnlichen Zuständen**

Sepsis, die gefürchtete Komplikation nach Operationen

Trotz aller hygienischer Schutzmaßnahmen im Krankenhaus kommt es mitunter nach einer Operation zur Sepsis, der Blutvergiftung. Dies ist ein lebensbedrohlicher Zustand, der rasches und entschlossenes Handeln erfordert. Kein Krankenhausarzt wird es wagen, hier ohne Antibiotika auszukommen. Unterstützend können wir aber durchaus die Homöopathie einsetzen. Eine Kombination aus Echinacea, dem abwehrstärkenden Sonnenhut, Lachesis und Pyrogenium hat sich hier bewährt.

Dosierung:

Echinacea D4, Lachesis D12 und Pyrogenium D30, jeweils eine Gabe alle vier Stunden an den ersten beiden Tagen, dann noch einige Tage lang dreimal täglich. Wenn möglich, sollten diese drei Mittel als Mischampulle gespritzt werden (dies wird im Krankenhaus bei eher "homöopathie-feindlichen" Schulmedizinern aber selten der Fall sein). Als **Kontraindikation** gilt eine Allergie gegen Echinacea und deren Kreuzallergene.

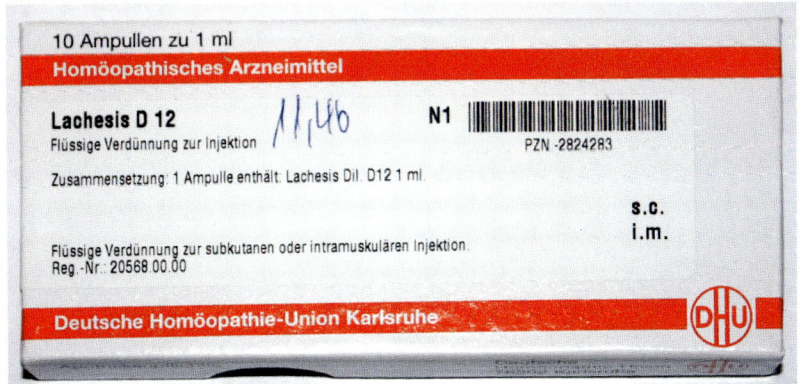

Abb. 16: Lachesis-Ampullen

Pro Injektion berechnen wir Ihnen 12 €.

Alle im Team beraten Sie gerne, wenn Sie Fragen haben!

Schwindel? Durchblutungsstörungen? Nachlassendes Gedächtnis?

Homöopathische Infusionskur mit Sauerstoff-Mehrschritt-Therapie nach Prof. Ardenne

Was ist eine Mikrozirkulationskur?

Um alltägliche Aufgaben meistern zu können, braucht man einen "klaren" Kopf. Die homöopathische Mikrozirkulationskur kann Ihnen helfen, Ihre geistige Leistungskraft zu stärken, Ihr Gedächtnis zu fördern und Ihre Konzentration zu beleben. Daneben vermindert sie Schwindelsymptome und Konzentrationsstörungen, indem die Durchblutung des Gehirns angeregt wird. Dadurch sind Sie wieder voll konzentriert und gestärkt für den Alltag.

Wie funktioniert die Mikrozirkulationskur?

Sie bekommen zweimal pro Woche eine homöopathische Infusion mit zusätzlicher Sauerstoff Therapie nach Prof. Ardenne über einen Zeitraum von 5 Wochen. Nach jeder dieser Infusionen werden Sie sich zunehmend erholen und sich gestärkt fühlen.

Die Behandlungsdauer beträgt pro Infusion zwischen 30-45 Minuten.

Diese Behandlung wird nicht von der gesetzlichen Krankenkasse erstattet. Die Kosten dieser Behandlung betragen für 10 Infusionen 500 €.

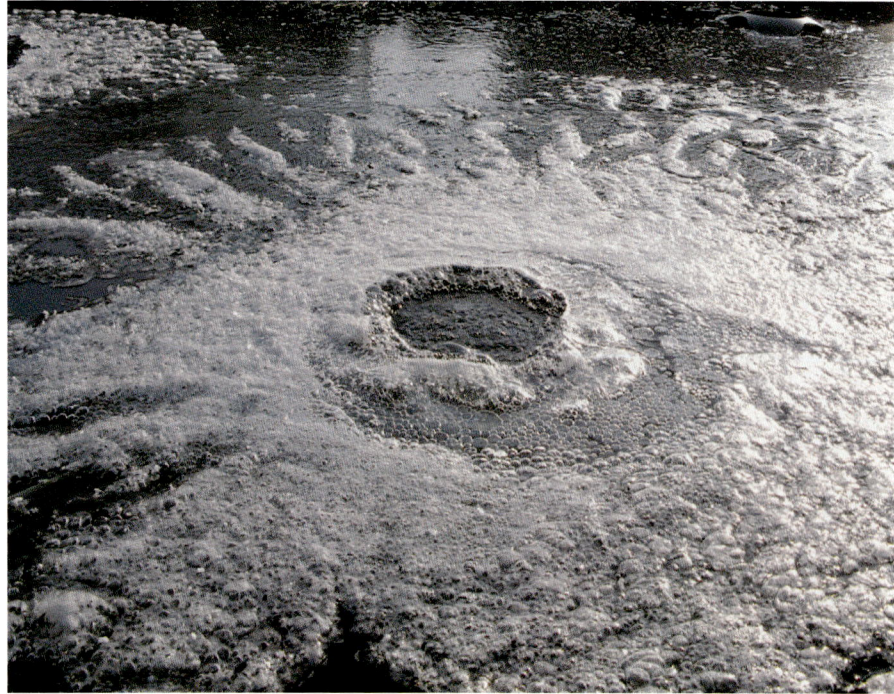

Abb. 17: gefrorener Fischteich im Winter: Ein Luft-Sprudler spendet Sauerstoff, damit die Fische überleben.

Sauerstoff-Mehrschritt-Therapie nach Prof. Ardenne

Sauerstoff ist Leben

Die Sauerstoff-Mehrschritt-Therapie ist eine wissenschaftlich gut beschriebene, wirksame und seit Jahren praxiserprobte Methode zur Gesundheitsvorsorge und Therapie verschiedenster Krankheiten in der ganzheitlichen Medizin.

Die Naturheilkunde kennt die Sauerstoff-Mehrschritt-Therapie (SMT) nach Prof. Manfred von Ardenne. Dabei kommen mehrere unterschiedliche Varianten der SMT zum Einsatz. Die einfachste Variante ist die Inhalation von negativ ionisiertem Sauerstoff über eine Maske/Nasenbrille über 30 Minuten. Eine weitere Form der Sauerstofftherapie beginnt eine Stunde vor der Sauerstoffinhalation mit der Einnahme von Vitalstoffen, um die Aufnahme des Sauerstoffes im Gewebe zu verbessern. Dann erfolgt die Sauerstofftherapie im engeren Sinne. Diese Sauerstofftherapie wird durch leichte körperliche Betätigung (Fahren auf dem Ergometer) unterstützt.

Indikation:
- Koronare Herzkrankheit, nach Herzinfarkt, Herzrhythmusstörung
- Verbesserung der Durchblutung, auch im Gehirn und bei peripherer arterieller Verschlusskrankheit (Stadium I-II)
- Energiemangel verschiedener Genese, zur Leistungssteigerung
- Nachlassen des Denk-, Merk-, Reaktionsfähigkeit
- Bluthochdruck, Migräne, Clusterkopfschmerz
- Niereninsuffizienz (Dauerdialyse)
- Atemwegserkrankung, z.B. Asthma bronchiale
- Biologisch begleitende Tumortherapie, in der Nachsorge
- Allgemeine Schwächezustände des Abwehrsystems
- Augenerkrankungen, Diabetische Retinopathie, beginnendes Glaukom
- Tinnitus, Hörsturz, Depressionen

Relative Kontraindikationen:
Epilepsie, unbehandelte Hyperthyreose, immunsuppressive Therapie nach Transplantation, hochakute allergische Reaktion der oberen Atemwege, respiratorische Globalinsuffizienz

Anwendung:
Die Sauerstofftherapie nach Ardenne sollte täglich über einen Zeitraum von 10 bis zu 18 Tagen erfolgen. Eine Sitzung geht über 30 Minuten. Die Wirkung hält lange vor, so dass man frühestens wieder nach einem halben Jahr erneut eine Serie durchzuführen braucht.

Die SMT nach Prof. Ardenne wird nicht von Ihrer gesetzlichen Krankenkasse übernommen. Sie wird nach der Gebührenordnung der Ärzte (GOÄ) Ziffer A606 abgerechnet. Die Preise richten sich nach der Anzahl der Sitzungen. Bei 10 Sitzungen der SMT werden 320 € berechnet.

Traditionelle Chinesische Medizin (TCM)

Was ist TCM?

Die Traditionelle Chinesische Medizin (TCM) beinhaltet verschiedene, seit Jahrtausenden bewährte Behandlungsverfahren, wobei unser Ärzteteam die Akupunktur als ein Teilgebiet der TCM bevorzugt. In China macht jedoch die Kräuterheilkunde weit über 50% des Gesamtumfanges der TCM aus. Daneben kommen Wärmetherapien (Moxa), Schröpfverfahren und Massageformen zum Einsatz.

Chinesische Kräuterheilkunde

In China (im Ursprungsland der Akupunktur) haben chinesische Kräuter eine lange Tradition und werden dort viel häufiger in Kombination mit der Akupunktur eingesetzt als in unserer westlichen Medizin. Die Kräuterheilkunde ist eine äußerst wirkungsvolle Methode, bei Schwäche- und/oder Schmerzzuständen oder Erkrankungen der inneren Organe und der Haut.

Wir kooperieren mit Herrn Dr. Klaus Werdehausen (Facharzt für Frauenheilkunde und Traditionelle Chinesische Medizin), da er eine spezielle langjährige Ausbildung in Chinesischer Kräutertherapie hat. Er ist sehr versiert in der Behandlung von psychosomatischen Störungen, Angsterkrankungen, Depressionen, Erkrankungen im gynäkologischen Bereich, in der Behandlung von internistisch-allgemeinmedizinischen Krankheitsbildern und vielem mehr. Er konnte sich in über 15-jähriger Tätigkeit als Akupunkteur und Experte in der Kräuterheilkunde etablieren.

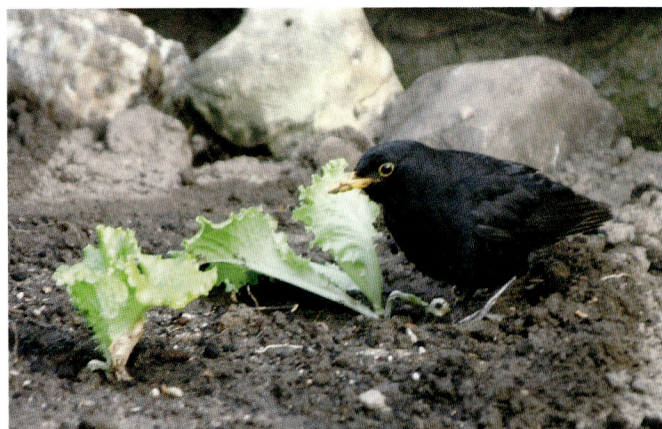

Abb. 18: Tiere wissen besser als wir, was sie in der Natur essen können!

Dr. Werdehausen hält in unserer Praxis für Sie eine Sprechstunde ab. Wir vermitteln Ihnen gerne die Termine zur Kräutertherapie. Die Termine belaufen sich auf 45-60 Minuten. Bitte planen Sie diese Zeit ein. Zuvor füllen Sie bitte den ausgehändigten Anamnesebogen aus und bringen diesen zum vereinbarten Termin mit.

Die Chinesische Kräutertherapie wird nicht von den gesetzlichen Krankenkassen übernommen. Sie wird privat (nach der Gebührenordnung für Ärzte - GOÄ) liquidiert.

Traditionelle Chinesische Medizin (TCM) mit MOXA

MOXA-Wärmetherapie

Wärmetherapie mit getrocknetem Beifußkraut bei Arthrose, Ischiasbeschwerden und Kältezuständen

Was ist die Moxa-Therapie? Wo liegt der Ursprung?

die MOXA-Therapie gehört zu den klassischen chinesischen Heilmethoden. Sie ergänzt die Akupunktur und die chinesische Heilkräutertherapie. Die zu behandelnden Punkte sind in der Regel identisch mit den Akupunktur Punkten. Der MOXA-Therapie werden kreislaufanregende und den Chi-Fluss (Energie-Fluss) fördernde Wirkungen nachgesagt. Das getrocknete Beifuß-Kraut kann auf eine liegende Akupunkturnadel aufgebracht oder in Form einer Moxa-Zigarre angewendet werden, bei Kindern empfiehlt sich die Infrarot-Moxibustion (apparative Methode Wärme mittels Infrarot zu erzeugen).

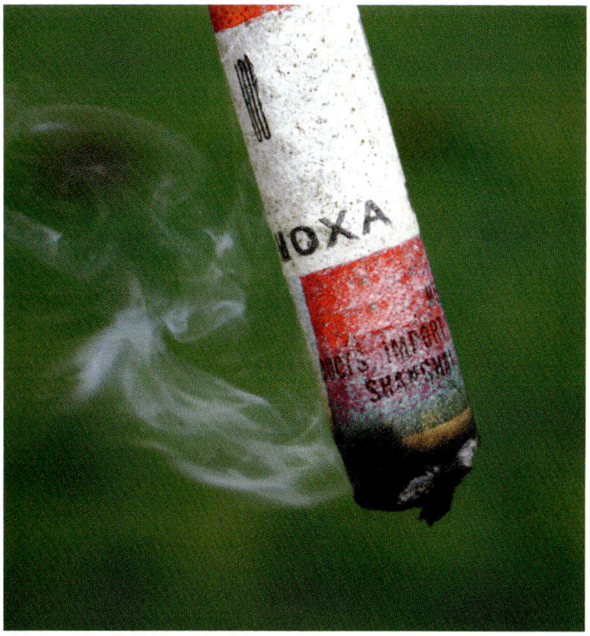

Einsatzgebiete:

Nach der traditionellen chinesischen Medizin (TCM) sind Erkrankungen mit „innerer Kälte" primäres Indikationsgebiet (Yang-Schwäche der Niere, Yang-Schwäche der Verdauungsorgane). Dazu gehören unter anderem alle Gelenkerkrankungen, die als Arthrosen bezeichnet werden, welche durch Kälte hervorgerufen werden. Kontraindiziert ist die MOXA-Therapie bei akuten fieberhaften Erkrankungen und „heißen" Gelenkerkrankungen. Sie kann beispielsweise beim Hallux valgus angewendet werden (S. 69).

Abb. 19: Glühende Moxa-Zigarre

Vorgehen

Getrocknetes Beifußkraut wird entweder an eine liegende Akupunkturnadel angebracht und abgebrannt oder aber in Form einer MOXA-Zigarre (ca. 5-7 Minuten pro Punkt) angewandt. Intervalle von täglich bis 1-2 x pro Woche.

Die Moxa-Therapie wird nicht von Ihrer gesetzlichen Krankenkasse erstattet. Die Kosten für die das Beratungsgespräch inklusive der ersten Moxa-Zigarre (reicht für mehrere Moxa-Behandlungen) betragen 25 €.

Alle im Team beraten Sie gerne, wenn Sie Fragen haben!

Akupunktur

Was ist die Akupunktur?

Die Akupunktur ist eine seit Jahrtausenden bekannte asiatische Heilmethode. Diese nebenwirkungsarme und sehr effektive Regulations- und Ordnungstherapie erfreut sich immer größerer Beliebtheit. Mittels Akupunkturnadeln werden Heilimpulse in den betroffenen Energieleitbahnen (Meridianen) gesetzt. Am häufigsten wird die Körper- und Ohrakupunktur eingesetzt. Sonderformen der Akupunktur sind die Schädelakupunktur nach Yamamoto, die Laser-Akupunktur, die koreanische Handakupunktur und die Mundakupunktur (hier wird nicht mit Nadeln sondern mit lokalen Schmerzmitteln gearbeitet).

Wann wird die Akupunktur eingesetzt?

Haupteinsatzgebiet ist sicherlich die Schmerzbehandlung bei Beschwerden des Bewegungsapparates. Vorwiegend kommt die Akupunktur bei funktionellen Krankheitsbildern zum Einsatz. Allergien (Heuschnupfen) und Kopfschmerzen (Migräne) sind weitere gut untersuchte und lohnenswerte Indikationen. Etabliert hat sich Akupunktur zur Raucherentwöhnung und Gewichtsreduktion.

Wie läuft eine Akupunktursitzung?

Die Lagerung erfolgt je nach zu nadelnder Körperregion. Sie liegen entspannt im Therapieraum. Es werden bis zu 20 Akupunkturnadeln gestochen. Zum Teil werden auch Ohrnadeln oder Handnadeln zum Einsatz kommen. In der Regel wird 2 x pro Woche akupunktiert. Eine Serie von 10 Sitzungen hat sich naturheilkundlich bewährt, um die Beschwerden zu behandeln.

Die Therapiedauer beträgt 20 Minuten.

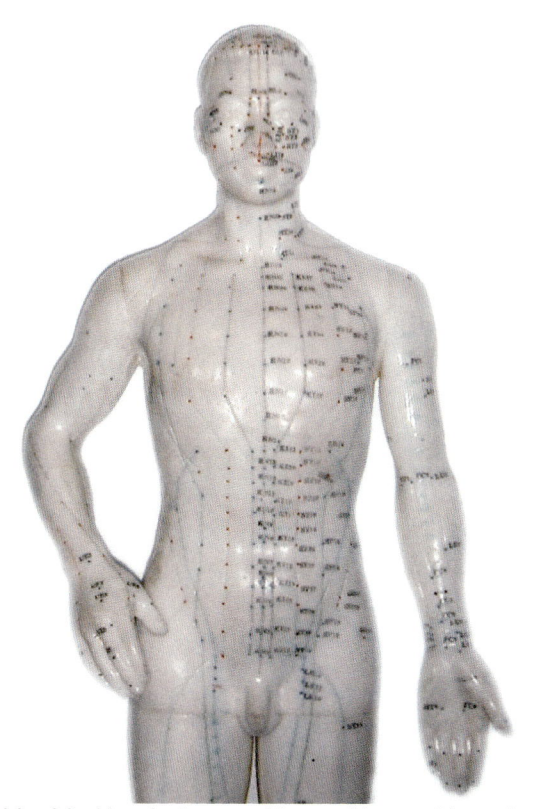

Abb. 20: Hunderte von Akupunkturpunkten sind auf dieser Puppe dargestellt.

Die Körper-Akupunktur wird von Ihrer gesetzlichen Krankenkasse nur bei zwei Erkrankungen erstattet („Kassenakupunktur"): Bei chronischen Kreuzschmerzen (degenerativen Erkrankungen der Lendenwirbelsäule) und bei Schmerzen durch Kniearthrose. Alle anderen Einsatzgebiete werden von Ihrer gesetzlichen Krankenkasse nicht erstattet.

Die Kosten für die Therapie als Selbstzahlerleistung (z.B. Allergie, Migräne, Raucherentwöhnung, Gewichtsreduktion) betragen 35 €.

Wenden Sie sich bei Interesse an uns oder an unser Praxis-Team!

Lasertherapie / Laser-Akupunktur

**Bei Stimmungsschwankungen und Depressionen
Zur Steigerung des Abwehrsystems
Bei Infektanfälligkeit der Kinder**

Besonders bei Kindern geeignet !!!

Was ist die Laser-Akupunktur?

Das Wort Laser ist eine Abkürzung des englischen "Light Amplification Stimulated Emission of Radiation". Das heißt, ein Laser ist eine energiereiche, stark gebündelte Lichtquelle und wird in vielen Bereichen der Medizin angewandt. Die Lasertherapie ist eine der wenigen Behandlungsformen um frische Traumen (Prellungen, Zerrungen, Blutungen) v.a. in der Sportmedizin zu behandeln. In der Akupunkturtherapie kommt der so genannte Softlaser zum Einsatz. Die ausgewählten Akupunkturpunkte werden mit Laserlicht statt mit Nadeln stimuliert. In unserer Praxis setzen wir einen Rotlichtlaser (Low Level Laser der Firma Silberbauer) ein.

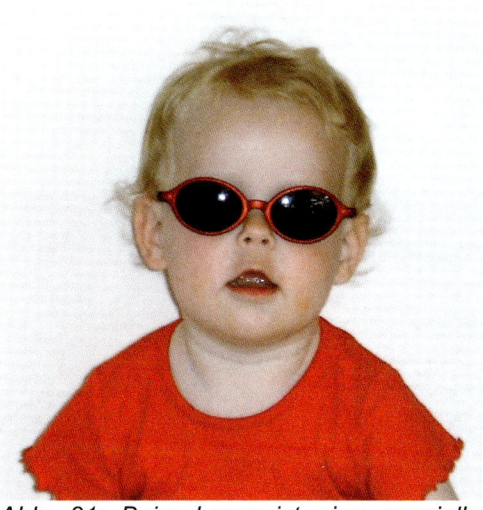

Abb. 21: Beim Laser ist eine spezielle Sonnenbrille Pflicht!

Einsatzgebiete der Laser-Akupunktur

Ein ideales Einsatzgebiet der Laser-Akupunktur liegt in der Kinderheilkunde vor. Kinder tolerieren in der Regel seltener Akupunkturnadeln, so dass durch den Soft Laser eine Akupunkturstimulation ohne Nadelstich erfolgen kann. Das Einsatzgebiet umfasst in der Kinderheilkunde sämtliche Infektionskrankheiten (z.B. chronische Mandel- und Nebenhöhlenentzündungen), Asthma bronchiale, Allergien, immer wiederkehrende Infekte (Lasertherapie immun stärkender Akupunkturpunkte), offene Beine (Ulcus am Bein), Schmerzsyndrome und Migräne um nur einige Indikationen zu nennen. Darüber hinaus wird die Laserbehandlung mit zunehmendem Erfolg bei Stimmungsschwankungen und Depressionen eingesetzt. Dazu werden zusätzlich Dauernadeln im Ohr gesetzt, um eine stärkere Wirkung zu erzielen.

Die Therapie beträgt 15 Minuten. Eine Serie von 10 Sitzungen 1 x wöchentlich hat sich naturheilkundlich bewährt.

Die Laser-Akupunktur mit/ohne Ohrdauernadeln wird nicht von Ihrer gesetzlichen Krankenkasse erstattet. Die Laser-Akupunktur wird mit 20 € pro Sitzung berechnet. Kommen Dauernadeln zum Einsatz beläuft sich der Betrag auf 40 € pro Sitzung.

Chronische Nasennebenhöhlenentzündung

Naturheilkundlich betrachtet und behandelt

Die chronische Nasennebenhöhlenentzündung ist eine große therapeutische Herausforderung. Vielerlei Aspekte kommen in der Therapie der Sinusitis in Frage.

Diagnostische Verfahren

Die chronische Sinusitis kann heute wesentlich genauer diagnostiziert werden. Beispielsweise kann der HNO-Arzt eine Ultraschalluntersuchung der Nasennebenhöhlen und eine sogenannte Endosonografie durchführen (ähnlich einer Magenspiegelung wird eine kleine Optik in die Nebenhöhlen eingebracht). Bildgebend wird das Röntgen und die Computer-Tomographie eingesetzt. Mikrobiologisch helfen oft Abstriche aus der Nase und der Spülflüssigkeit weiter.

Naturheilkundliche Verfahren

Naturheilkundlich ergänzend helfen Tests auf chronische Nahrungsmittelunverträglichkeiten weiter. Nicht zu vergessen ist das große Spektrum der Traditionellen Chinesischen Medizin. Oft liegt ein ein Lungen-Yin-Mangel als Ursache der Beschwerdesymptomatik vor. In der Dunkelfeldmikroskopie (S. 17) können weitergehende Hinweise auf Störfelder im Körper diagnostiziert werden. Alles in allem bestehen heute gute Voraussetzungen die chronische Sinusitis zu diagnostizieren und naturheilkundlich zu behandeln.

Therapiemöglichkeiten

Hilfreich bei der Therapie der Sinusitis sind die Akupunktur und die chinesische Kräuterheilkunde. Darüber hinaus kann in der Schmerzbekämpfung eine Neuraltherapie mit z. B. Procain in Akupunkturpunkte notwendig werden. Eigenblutverfahren (S. 101) sind immer dann sinnvoll einzusetzen, wenn Allergien mit von der Partie sind. Die Eigenblut-Neuraltherapie an den Mandeln bietet sich in der Therapie chronischer Nasennebenhöhleninfektionen auf Grund der Nähe zum Störfeld besonders an. Der mehrstufige Aufbau der natürlichen Darmflora rundet die naturheilkundliche Therapie ab. Zumeist muss auch ein Zahnarzt aufgesucht werden, um Störfelder im Bereich der Zähne auszuschließen.

Das ausführliche Gespräch über die naturheilkundliche Therapie der chronischen Sinusitis wird nicht von Ihrer gesetzlichen Krankenkasse übernommen und wird 50 € betragen. Darin inbegriffen ist Ihr persönlicher Therapieplan.

Alle im Team beraten Sie gerne, wenn Sie Fragen haben!

Chronische Nasennebenhöhlenentzündungen, Mandel- und Zahnentzündungen

Dann hilft die Eigenblut-Neuraltherapie

Die Eigenblut-Neuraltherapie an Ihre Mandeln zur Störfeldtherapie

Eine spezielle Form der Eigenbluttherapie ist eine Injektion an Ihre Mandelregion mit Eigenblut, einem homöopathischen Lymphmittel und einem lokalen Schmerzmittel (z.B. Procain). Gerade auch bei voroperierten Mandeln (Mandelentfernung) hat diese spezielle Form der Eigenblutinjektion ihre Berechtigung, da häufig Narbenstörfelder im hinteren Hals nach einer Mandeloperation übrig bleiben.

Wann wird die Eigenblutanspritzung der Mandeln/ehemaligen Mandelregion angewendet?

- Störfeldgeschehen (Entzündungen) im Zahn-/Kieferbereich
- Beschwerden der Nasennebenhöhlen
- bei Pollen-Allergie
- Chronische Tonsillitis, akute Mandelentzündung
- nach Rheumatischem Fieber

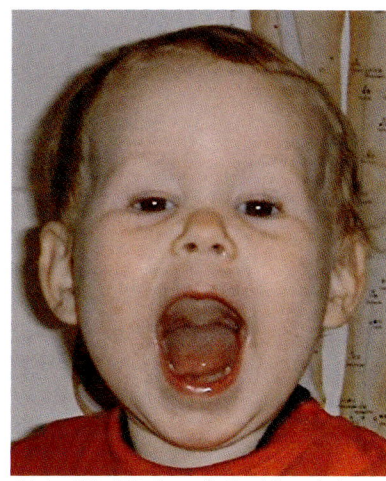

Abb. 22: Blick auf die Mandeln

Praktisches Vorgehen

Insgesamt werden 6-12 Sitzungen notwendig. Eine Injektion wird nicht vor 14 Tagen wiederholt. Danach wird nur noch sporadisch alle 2 Monate eine "Auffrischung" durchgeführt.

Die Eigenblut-Neuraltherapie wird nicht von Ihrer gesetzlichen Krankenkasse erstattet. Eine Sitzung wird Ihnen mit 25 € berechnet.

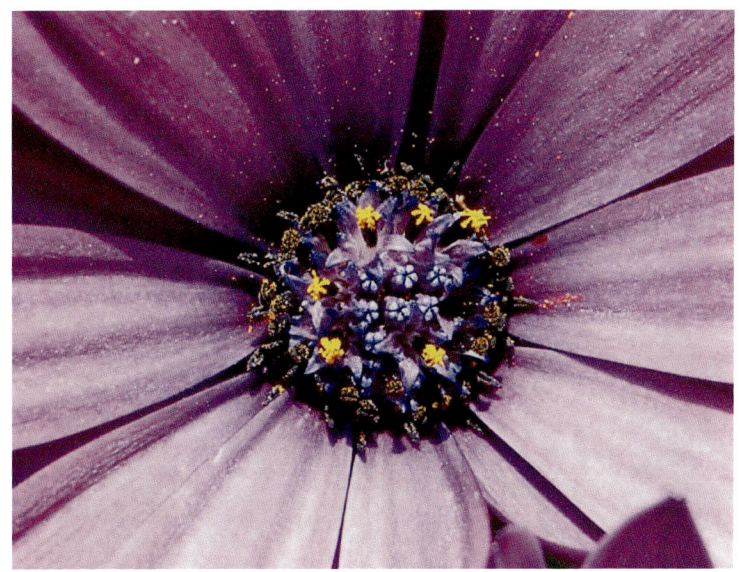

Abb. 23: Blütenpollen

Haben Sie häufig Blasenentzündungen oder eine Reizblase?

In der Naturheilkunde gibt es vielversprechende Therapieansätze. Neben einer Impfung mit Escherichia coli Bakterien, einer pflanzlichen Therapie mit Preiselbeer-Extrakt und immunsteigernden Verfahren (wie Eigenblut- und Eigenurin-Nosoden) sollte auch die manualtherapeutische Abklärung der oberen Lendenwirbelsäule dazu gehören.

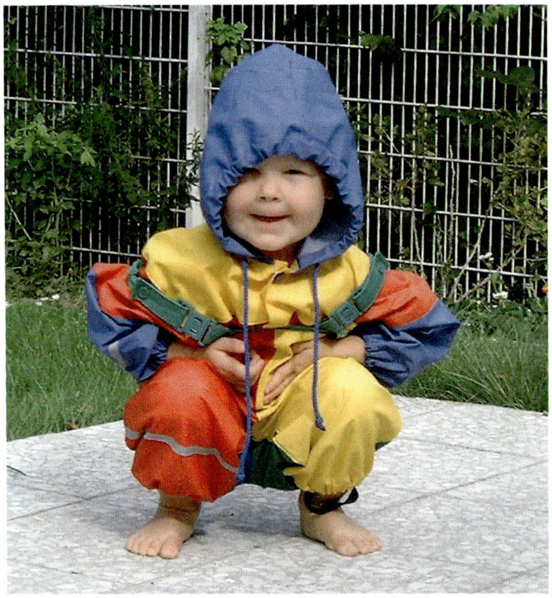

Preiselbeeren

Schon im Jahr 1923 haben amerikanische Ärzte erstmals die Preiselbeer-Anwendungen der Indianer unter die Lupe genommen und nachgewiesen, dass in der Preiselbeere natürliche antibiotische Stoffe enthalten sind. Die Wirkstoffe eignen sich insbesondere bei Blasenerkrankungen. Es sind die sogenannten Pro-Anthocyane. Sie verhindern, dass sich in der Blase und in der Niere Colibakterien festsetzen. Die Bakterien werden mit dem Harn ausgeschwemmt. Die Wirkstoffe der Preiselbeeren setzen sich direkt auf die Bakterien und hindern sie daran, dass sie haarähnliche Fäden ausstrecken und sich damit an die Zellen des Harntraktes heften. Wir können allein mit dem Essen von Preiselbeerkompott oder mit der Einnahme von Preiselbeer-Extrakten Harnwegsinfekte erfolgreich bekämpfen. Man muss einige Zeit (am besten über 6 Monate) täglich Preiselbeer-Extrakt einnehmen. Alternativ können Sie Preiselbeersaft trinken.

Abb. 24: Mit nackten Füßen auf kaltem Boden ist für die Blase gefährlich!

Was können Sie sonst noch durchführen?

Zusätzlich sollte die Trinkmenge auf 3,5 bis 4 Liter Blasen- und Nierentee (z.B. Orthosiphonischer Nierentee – indischer Nierentee) erhöht werden. Bitte halten Sie Rücksprache, falls eine Herzschwäche vorliegt, dann sollten Sie nicht so viel Flüssigkeit zu sich nehmen.

In einem ausführlichen Gespräch wird Ihr Arzt Ihnen die naturheilkundlichen Therapieoptionen erläutern und Ihnen einen Therapieplan erstellen.

Das ausführliche Gespräch dauert bis zu 30 Minuten und wird nicht von Ihrer gesetzlichen Krankenkasse erstattet. Das Gespräch wird mit 40 € berechnet.

Wenden Sie sich bei Interesse an uns oder an unser Praxis-Team!

Impfung gegen Blasenentzündung

StroVac-Impfung

Die StroVac-Impfung ist eine Maßnahme zur Vorbeugung und Behandlung wiederkehrender bakterieller Harnweginfekte.

Das Verfahren
Die StroVac-Impfung dient der aktiven Immunisierung durch Injektion inaktivierter Keime. Nach Kontakt mit den Antigenen der Erreger induziert das Immunsystem die Bildung von Antikörpern durch Lymphozyten, die später zu Gedächtniszellen differenzieren und sowohl im Blut als auch in den Lymphbahnen weiter zirkulieren. Bei einem erneuten Kontakt mit den Antigenen derselben Erreger erfolgt eine schnellere, effiziente Immunantwort. Die StroVac-Impfung enthält abgetötete Bakterienarten, die am häufigsten für Harnweginfekte verantwortlich sind.

Grundimmunisierung
Zuerst erfolgt die Grundimmunisierung mit der StroVac-Impfung dreimal im Abstand von ca. 2 Wochen. Sie gewährleistet einen Schutz von etwa zwölf Monaten.

Auffrischung
Die Auffrischung erfolgt durch den sogenannten Booster-StroVac nach ungefähr einem Jahr.

Ihr Nutzen
Die StroVac-Impfung kann die Häufigkeit von Harnweginfekten erheblich reduzieren.

Ihre gesetzliche Krankenkasse übernimmt nicht die Kosten der 4 Impfungen. Die Gesamtkosten belaufen sich auf 220 € (darin enthalten sind 160 € Impfstoffkosten).

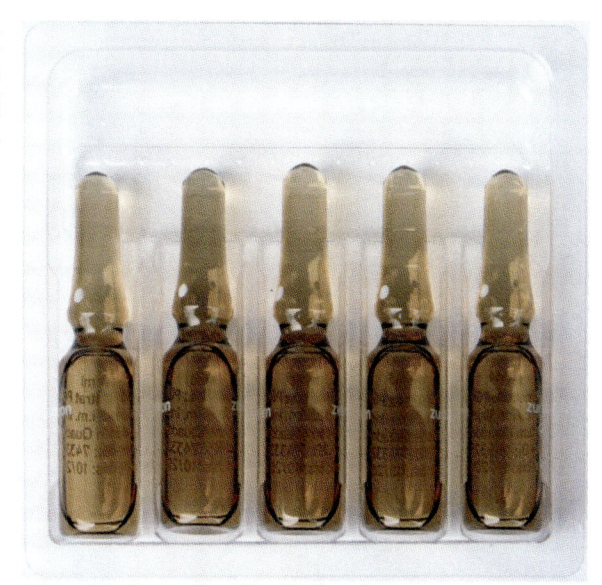

Abb. 25: Ampullen für die Impfung

"Arterienverkalkung" - Arteriosklerose abklären lassen

Der Gefäß-Check

Was ist ein Gefäß-Check?

Bei einem Gefäß-Check werden Ihre Arterien auf Verengungen oder Ablagerungen untersucht. Dies erfolgt unter anderem mit einer speziellen Doppler Ultraschall Messung bestimmter Gefäßbereiche (Hals, Bauch, Extremitäten). Dadurch erhalten Sie ein Bild vom momentanen Gesundheitszustand Ihrer Gefäße. Wir sprechen vom Organsystem der Gefäße.

Wie funktioniert der Gefäß-Check?

Bei einem Gefäß-Screening wird zunächst die Gefäßwanddicke Ihrer Halsschlagadern mithilfe der Doppler-Ultraschalluntersuchung durch Herrn Weinstein gemessen. Dabei untersucht er Ihren Hals- und Bauchschlagaderbereich mit einem besonderen Ultraschallgerät. Darüber hinaus wird eine Doppler-Untersuchung der Beinarterien durchgeführt.

Zusätzlich werden spezielle Laboruntersuchungen durchgeführt. Dazu erfolgt eine spezifische Risikoberechnung Ihres persönlichen Herz-Kreislauf-Risikos.

Die Untersuchungsdauer beträgt ca. 45 Minuten.

Der Gefäß-Check wird nicht von Ihrer gesetzlichen Krankenkasse erstattet. Die Kosten für diese Ultraschall Untersuchungen betragen 110 €.

Auf Wunsch führen wir noch eine Blutabnahme mit speziellen Laborparametern (95 €) durch. Für die Blutabnahme müssen Sie nüchtern sein.

Alle im Team beraten Sie gerne, wenn Sie Fragen haben!

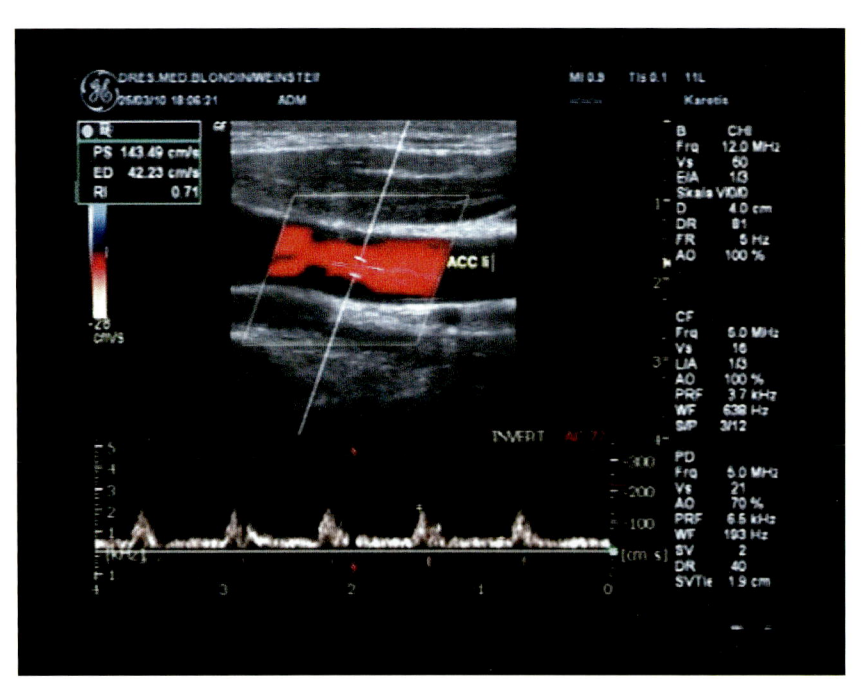

Abb. 26: 50%ige Einengung der Halsschlagader (rot)

Den Druck ablassen

Naturheilkunde bei Bluthochdruck

Bewiesenermaßen sind Herz-Kreislauf-Erkrankungen die Todesursache Nr. 1 in der westlichen Welt. Die Naturheilkunde bietet Ihnen hier eine Vielzahl von unterstützenden Therapien. Beugen Sie rechtzeitig vor, bevor es zu spät ist. Wichtig ist, dass Sie verstehen, dass bei einem Bluthochdruck Ihr gesamten Gefäßsystem an Elastizität eingebüßt hat und gereinigt werden muss. Dabei ist es anfänglich nicht zu vermeiden, Ihnen ein chemisch blutdrucksenkendes Mittel zu geben, um Schlimmeres zu verhindern. Im Verlauf der naturheilkundlichen Behandlung kann dieses jedoch reduziert werden. Dies hängt natürlich ganz entscheidend von Ihrer Mitarbeit ab.

Die Säulen der Naturheilkunde

Die naturheilkundlichen Säulen bauen bei leichter bis mittelstarker Blutdruckerhöhung auf die Traditionelle Chinesische Medizin mit der Akupunktur und dem blutigen Schröpfen, der Homöopathie (Homiotensin Complex) sowie auf regelmäßige Aderlässe (nach Ausschluss von möglichen Kontraindikationen).

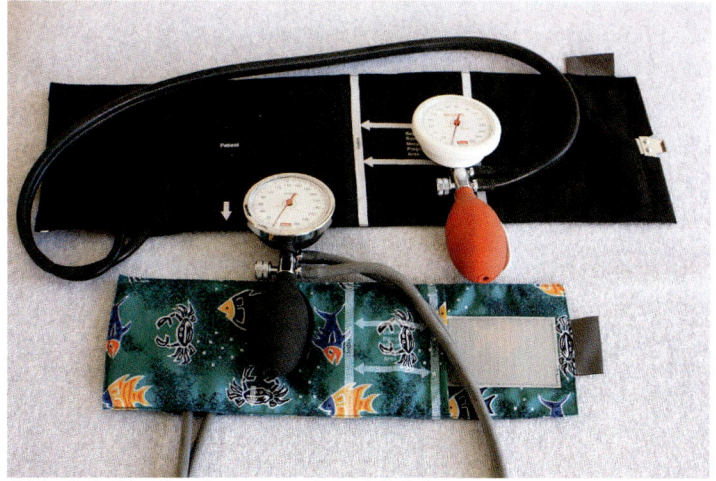

Abb. 27: Blutdruckmessen ist wichtig!

Ernährungstherapie

Darüber hinaus sollte eine Ernährungsumstellung in Betracht gezogen werden. Langfristig günstig ist eine mediterrane Kost mit viel frischem Obst und Gemüse und eine salzarme Ernährung. Empfehlenswert sind auch vier Wochen Eiweißfasten nach Prof. Wendt. Die Therapieschritte werden Ihnen im Einzelnen erläutert.

Eigenblut mit Ozon-/Sauerstoff zur Wiederherstellung der Gefäßelastizität

Bei stark erhöhten Blutdruckwerten sollte zusätzlich mit Eigenblut (angereichert mit Ozon-/Sauerstoff S. 45) therapiert werden. Zusätzlich könnten stationäre Heilfastenkuren nach Dr. Buchinger hilfreich sein.

Warten Sie nicht zu lange, wenn der Herzinfarkt oder Schlaganfall erst eingetreten ist, wird es weitaus schwieriger, Ihnen zu helfen.

Das ausführliche Gespräch über naturheilkundliche Therapien bei Bluthochdruck wird nicht von Ihrer gesetzlichen Krankenkasse erstattet. Das bis zu 30-Minuten dauernde Gespräch wird Ihnen mit 50 € in Rechnung gestellt.

Stress kann tödlich sein – Wir messen Ihr Risiko!

Messung der Herzratenvariabilität (HRV)

Stress und seine Auswirkungen

In einer immer auf Leistung ausgerichteten Gesellschaft nehmen die stressbedingten Erkrankungen zu. Heute nehmen vegetative Beschwerden wie Schlafstörungen, gehetzt sein, morgendliche Abgespanntheit, Herzrasen, Herzklopfen, funktionelle Magen-Darm-Beschwerden, das Gefühl „unter Strom zu stehen" (um nur einige zu nennen) immer mehr zu und füllen die Wartezimmer der Praxen. Letztendlich sind die vegetativen Störungen oftmals nur Ausdruck einer Regulationsstörung des vegetativen Nervensystems bestehend aus Sympathikus und Parasympathikus. Dabei überwiegt oftmals der aktive Anteil des vegetativen Nervensystems und lässt Sie nicht zur Ruhe und Entspannung kommen.

Das Herz – ein Wunderwerk der Natur

Ihr Herz ist ein wahres Wunderwerk der Natur. Bei einem gesunden Erwachsenen wiegt das Herz ca. 300 bis 400 Gramm. Es schlägt mit 100000 Schlägen pro Tag und pumpt 6 Liter Blut pro Minute durch Ihr Gefäßsystem. Insgesamt transportiert das Herz 70000 Liter Blut jeden Tag. So hält „Ihre Pumpe" Ihren Kreislauf Tag für Tag aufrecht und bringt Sie rhythmisch durchs Leben.

Ausschluss organischer Ursachen

Wir messen Ihre HRV (Herzratenvariabilität) und berechnen Ihr persönliches Herzinfarkt- und Schlaganfall-Risiko. Diese Untersuchung wird in den USA seit Jahrzehnten durchgeführt. Diese Methode erlangt erst jetzt in Deutschland zunehmend an Bedeutung.

Naturheilkundliche Therapie der Regulationsstörungen

Ihr Arzt wird Ihnen die Ergebnisse erläutern und Ihnen einen individuellen Therapieplan zusammenstellen. Nach erfolgter Diagnosestellung bietet Ihnen gerade hier die Naturheilkunde vielerlei Therapien an. Dazu zählt u.a. die Homöopathie (S. 18) und die Akupunktur. Auch eine Eigenblutkur mit Zusätzen (homöopathischer Medikamente) ist in der Lage Ihnen Linderung zu verschaffen.

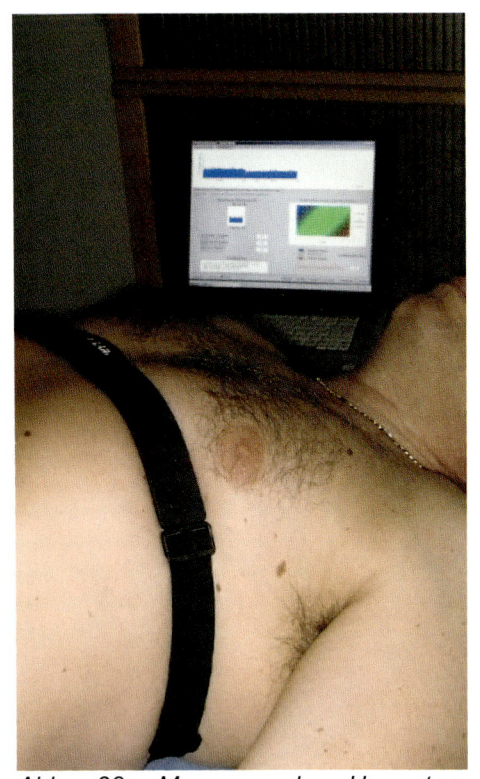

Abb. 28: Messung der Herzratenvariabilität

Die Messung der Herzratenvariabilität (HRV) wird nicht von den gesetzlichen Krankenkassen übernommen. Die Kosten belaufen sich (incl. Therapieplanerstellung) auf 50 €.

Beugen Sie jetzt vor, bevor es zu spät ist!

Manager-Check-Up

Optimal Vorsorge betreiben:
Die kompakte Gesundheitsuntersuchung

Wir wissen, Sie haben wenig Zeit, wollen aber trotzdem ein Höchstmaß an gesundheitlicher Sicherheit haben. Wir machen (fast) alle umfassenden Untersuchungen und kommen Ihnen auch terminlich entgegen.

Was ist ein Manager-Check-Up?

Beim Manager-Check-Up lassen sich Ihre Risiken für stressbedingte Krankheiten wie Arteriosklerose oder Abwehrschwäche früh erkennen. Mit umfangreichen und zielgerichteten Untersuchungen lassen sich bereits im Vorfeld, bei oftmals nicht spürbaren Symptomen, deutliche Hinweise auf eine stressbedingte Gesundheitsgefährdung erkennen. Im Rahmen des Manager-Check-Up erhalten Sie Ihr persönliches Risikoprofil.

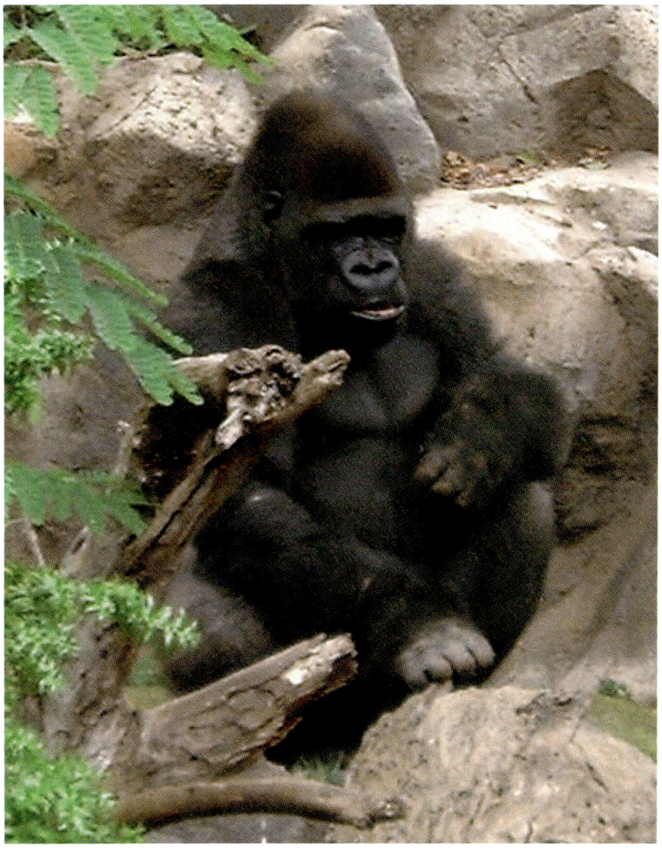

Was beinhaltet ein Manager-Check-Up?

Basis dieser Untersuchung ist ein großes Blutbild. Zusätzlich werden die wichtigsten Risikomarker, wie z.B. die Blutfette LDL und HDL bestimmt. Daneben werden die Organsysteme mit passenden Laborwerten und ausgewählte Tumormarkern untersucht. Es folgen ein Belastungs-EKG, einen Ultraschall des Bauches und der Schilddrüse, ein Herz-Echo, eine Untersuchung Ihrer Halsschlaggefäße und eine Lungenfunktionsprüfung. Auf dieser Basis wird Ihnen ein Arztbrief mit einer Berechnung Ihres persönlichen Risikos für ein metabolisches Syndrom, Herzinfarkt und Schlaganfall erstellt. Die Untersuchungen dauern insgesamt mindestens 120 Minuten. In der Regel sind 2-3 Termine für die aufwendigen Untersuchungen notwendig.

Abb. 29. Gorilla

Der Manager-Check-Up wird nicht von Ihrer gesetzlichen Krankenkasse übernommen. Die Kosten für diese Untersuchungen betragen je nach gewählten Laborparametern bis zu 400 €.

Ausgebrannt - erschöpft - kraftlos
Das Burn-Out-Syndrom, Manager-Syndrom

Cholinchlorid-Infusionen und Eigenblut mit Sauerstoff/Ozon helfen

Eine Vielzahl von Menschen in Deutschland fühlen sich körperlich und emotional ausgebrannt und kraftlos. Dieser Zustand wird allgemein als Burn-Out-Syndrom (engl. to burn out: ausbrennen) bezeichnet. In den meisten Fällen handelt es sich um besonders produktive, leistungsfähige und zielorientierte Menschen, vor allem Personen in sozialen und pädagogischen Berufen (z.B. Ärzte, Pflegekräfte, Lehrer, Erzieher, pflegende Angehörige) sowie um Führungskräfte (z.B. Manager). Beim Burn-Out-Syndrom ist die körperliche Leistungsfähigkeit messbar eingeschränkt.

Eine echte therapeutische Herausforderung

In der Naturmedizin müssen weitere Aspekte in das diagnostische und therapeutische Verfahren einbezogen werden. Nicht alles muss gleich eine Depression oder eine psychosomatische Erkrankung sein.

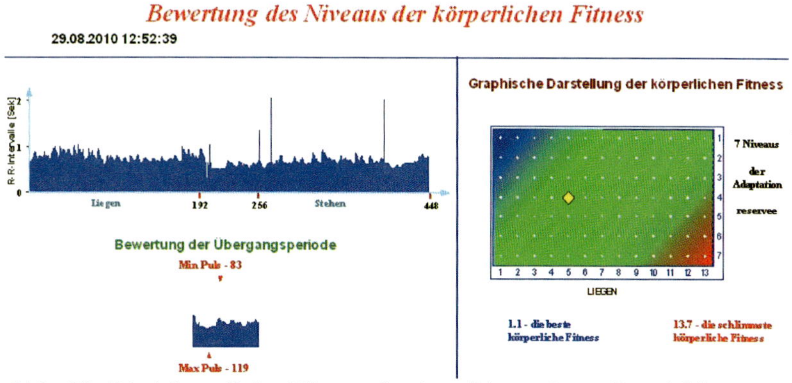

Abb. 30: Die körperliche Fitness liegt „voll im grünen Bereich"

- Vertragen Sie bestimmte Nahrungsmittel nicht?
- Haben Sie eine chronische Pilzerkrankung?
- Vielleicht ist es das Amalgam im Mund?
- Haben Sie ein baubiologisches Problem zu Hause?
- Haben Sie Stress?

Das Burn-Out-Syndrom hat viele Gesichter

Die Naturheilkunde bietet diverse erfolgversprechende Therapieverfahren. Im Vorfeld empfiehlt sich eine Herzratenvariabilitätsmessung (S. 32), weil sich hiermit ihr vegetatives Nervensystem gut beurteilen lässt. Daraus leiten sich gute naturheilkundliche Therapieoptionen ab. Wir behandeln u.a. mit Cholinchlorid-Infusionen und mit hochdosiertem Vitamin C-Infusionen in Kombination mit der Sauerstoff-Ozon-Eigenbluttherapie (S. 45). Zusätzlich eignen sich Homöopathika in der Therapie des Burn-Out-Syndrom.
In einem ausführlichen Gespräch wird Ihnen Ihr Arzt die naturheilkundliche Sichtweise der Erkrankung erläutern und Ihnen einen auf sie abgestimmten Therapieplan ausarbeiten.

Das ausführliche bis zu 30-Minuten dauernde Gespräch über die naturheilkundlichen Therapieoptionen bei Burn-Out-Syndrom wird nicht von Ihrer gesetzlichen Krankenkasse übernommen. Das Gespräch wird mit 50 € in Rechnung gestellt.

Fühlen Sie sich bei körperlicher Belastung schnell schlapp und erschöpft?

Dann sollten Sie einen Fitness-Test machen!

Wenn es um den Breiten- und Leistungssport geht, ist es sinnvoll, vorab die Leistungsfähigkeit zu klären. Wir bieten Ihnen als Vorsorgeleistung ein Belastungs-EKG mit Laktatmessungen an. Damit kann Ihre Belastbarkeit bestimmt werden. Darüber hinaus führen wir eine Herzratenvariabilitätsmessung S. 32) durch und erfassen somit den Zustand Ihres vegetativen Nervensystems.

Allgemeines zum EKG und Belastungs-EKG

Mit dem EKG (Elektrokardiogramm) kann der Potenzialverlauf der elektrischen Erregungsausbreitung über dem Herzen erfasst und grafisch dargestellt werden. Dadurch können Aussagen über den Herzrhythmus, die Herzlage, die Herzgröße und Herzfunktion abgeleitet werden. Die Durchblutungssituation der Herzkranzarterien wird unter Belastung am Fahrradergometer überprüft. Besonders sinnvoll ist diese Untersuchung, wenn Herzprobleme und Luftnot unter Belastung auftreten. Darüber hinaus wird das Belastungs-EKG zur Feststellung der Sporttauglichkeit (z.B. Tauchsportuntersuchung) eingesetzt.

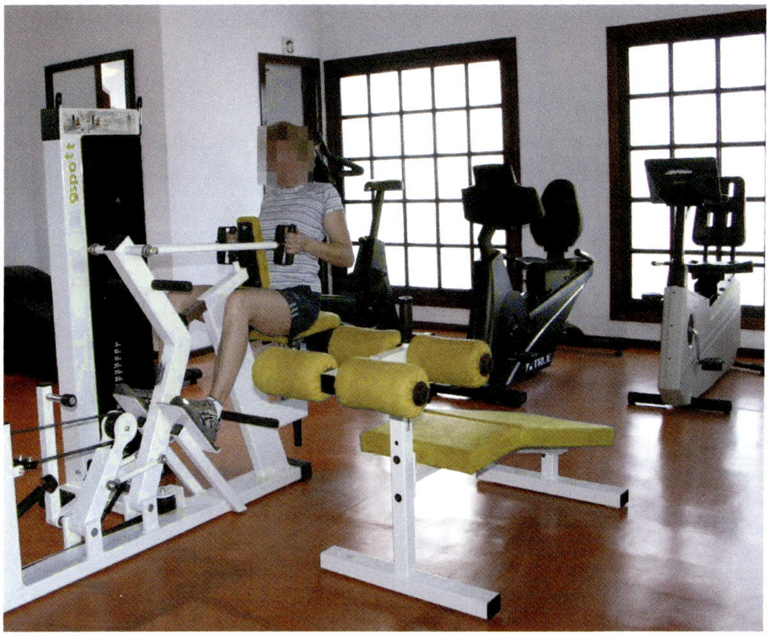

Abb. 31: Sind Sie noch fit?

Wie wird der Test durchgeführt?

Ihre körperliche Belastbarkeit wird mit Hilfe eines Belastungs-EKG und einer Laktatmessung überprüft. Dabei werden Sie einer stufenförmig ansteigenden Belastung ausgesetzt. Jede Stufe beträgt 3-5 Minuten und endet mit der Abnahme eines Tropfens Blut zur Bestimmung Ihrer belastungsspezifischen Laktatwerte.

Der Fitness-Test wird von Ihrer gesetzlichen Krankenkasse nicht erstattet. Die Kosten für diese Untersuchung betragen je nach gewählter Leistung 80 € bis 130 €.

Bei Fragen stehen wir Ihnen jederzeit gerne zur Verfügung.

Schlaganfall-Vorsorge betreiben

Sind Sie über 40 Jahre alt?
Dann sollten Sie eine Schlaganfall-Vorsorgeuntersuchung machen.

Wozu dient die Schlaganfall-Vorsorgeuntersuchung?

Im 5. Lebensjahrzehnt steigt Ihr Risiko einen Schlaganfall zu erleiden. Das Korrelat ist in 90 % der Fälle ein Gefäßverschluss von Teilen des Gehirns. Das Risiko steigt bei familiärer Vorbelastung und bestehenden Risikofaktoren noch deutlich an. Dazu zählen u.a.

- Herz-Kreislauf Erkrankungen in Ihrer Familie
- Rauchen, Bluthochdruck
- Diabetes mellitus
- Angeborene Gerinnungserkrankungen

Wie funktioniert eine Schlaganfall-Vorsorgeuntersuchung?

Hauptbestandteil einer Schlaganfall-Vorsorgeuntersuchung ist ein spezieller Doppler-Ultraschall Ihrer hirnversorgenden Gefäße (Halsschlagadern). Dabei wird die die Gefäßwanddicke gemessen. Wenn Sie es wünschen, untersuchen wir noch spezielle Laborparameter. Am Ende wird eine persönliche Risikoberechnung vorgenommen.

Die Untersuchungsdauer beträgt ca. 30 Minuten. Die Ärzte werden Ihnen die Ergebnisse erläutern.

Die Schlaganfall Vorsorgeuntersuchung wird nicht von Ihrer gesetzlichen Krankenkasse erstattet. Die Ultraschall-Untersuchung des Halses wird mit 50 € berechnet. Das ergänzende Labor beträgt weitere 95 €.

Hiermit erhalten Sie Informationen, ob Sie schlaganfallgefährdet sind.

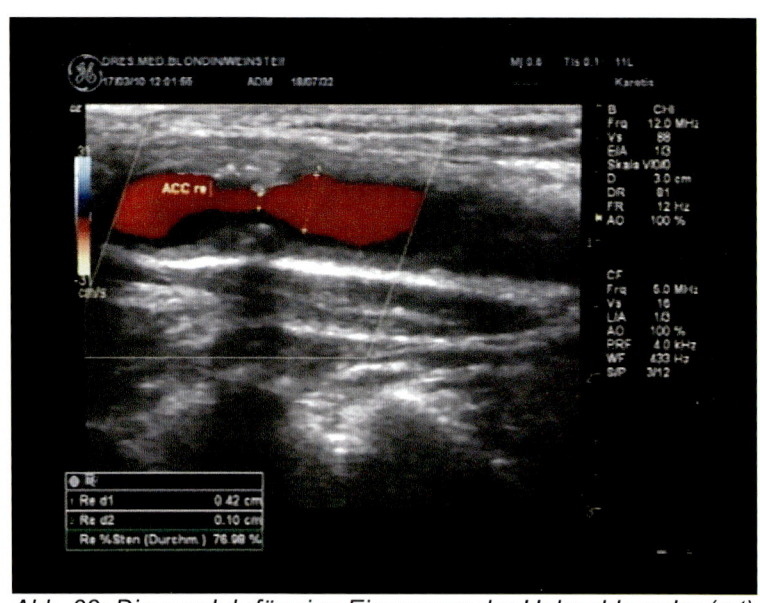

Abb. 32: Die sanduhrförmige Einengung der Halsschlagader (rot) ist schon gut sichtbar!

Wenden Sie sich bei Interesse an uns oder an unser Praxis-Team!

Herzinfarkt-Vorsorge betreiben

Der Herz-Check

***Denken Sie nicht, dass der Herzinfarkt nur Ältere treffen kann!
Sie könnten vorbeugen, bevor es zu spät ist!***

Wozu dient eine Herzinfarkt-Vorsorgeuntersuchung?

Erkrankungen des Herzens sind die häufigste Todesursache in der westlichen Welt. Der schleichende Beginn der Erkrankung manifestiert sich häufig am Gefäßsystem und wird häufig nicht erkannt. Risikofaktoren wie Bluthochdruck, Rauchen, Übergewicht und Diabetes verschlimmern oft die Gefäßsituation. Ein rechtzeitiges Erkennen der Arteriosklerose kann Ihr persönliches Herz-Kreislauf Risiko deutlich mindern.

Was beinhaltet eine Herzinfarkt-Vorsorgeuntersuchung?

Das Herzinfarkt-Vorsorge Paket umfasst eine gründliche Untersuchung, ein Belastungs-EKG, eine spezielle Ultraschall-Untersuchung des Herzens (Herz-Echo) sowie wichtige Laborparameter. Darüber hinaus messen wir Ihre Herzratenvariabilität (HRV), um Aussagen über Ihr vegetatives Nervensystem zu bekommen (S. 32). Wir klären ab, ob bei Ihnen eine Gefährdung des Herz-Kreislauf-Systems vorliegt, und berechnen Ihr persönliches Risiko.

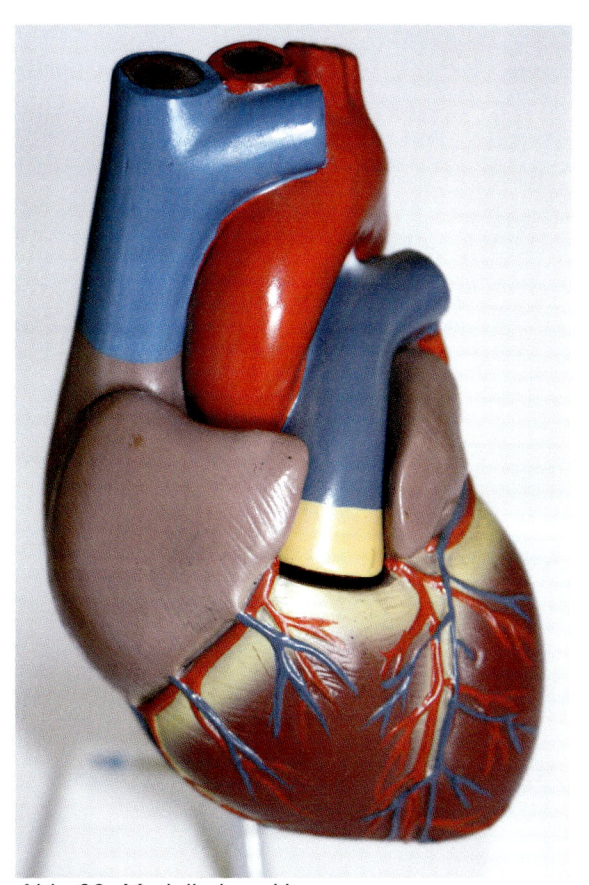

Abb. 33: Modell eines Herzens

Die Untersuchungsdauer beträgt mindestens 60 Minuten. Ihr Arzt erklärt Ihnen die Untersuchungen und Ergebnisse.

Die Herzinfarkt-Vorsorgeuntersuchung wird nicht von Ihrer gesetzlichen Krankenkasse erstattet. Die Kosten für diese Untersuchung betragen zwischen 100 und 150 €.

Zusätzliche jährliche Vorsorge

>>> Basis-Check <<<
>>> Erweiterter Basis-Check <<<
>>> Großer Gesundheitscheck <<<

*Sind Sie bereits über 35 Jahre jung und haben viel Stress?
Dann sollten Sie einen Check-Up machen lassen!*

Ihre gesetzliche Krankenkasse übernimmt eine Check-Up-Untersuchung nur alle 2 Jahre. Wenn Sie darüber hinaus Vorsorge betreiben wollen, dann bieten wir Ihnen zwei weitere Modelle an. Wir empfehlen Ihnen den Krankenkassen-Check-Up (Basis-Check) mit zusätzlichen sinnvollen Ergänzungen, damit Sie die bestmögliche Aussage über Ihren Gesundheitszustand bekommen.

Was ist ein Basis-Check?
Zum Basis-Check der Krankenkasse (Kassen-Check) gehört nur eine gründliche körperliche Untersuchung, die Bestimmung des Gesamtcholesterins, des Blutzuckers und ein Urin-Schnelltest. Dadurch können Herz-Kreislauf- und Stoffwechselerkrankungen manchmal in frühen Stadien, aber erst **nach** Ausbruch der Erkrankung erkannt werden.

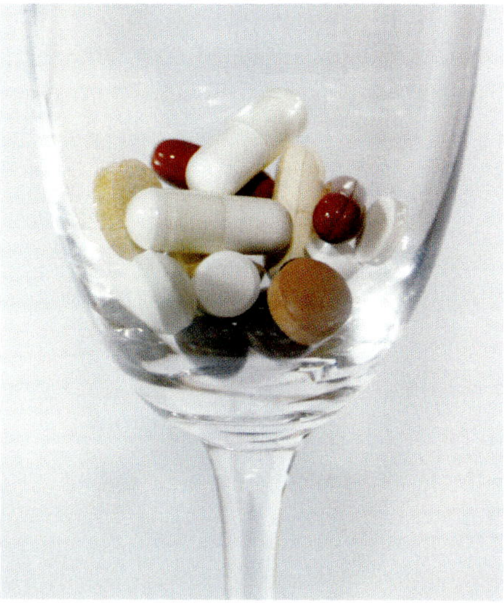

Erweiterter Basis-Check
Zu einem erweiterten Basis-Check gehören zusätzlich ein EKG, eine umfangreichere Laboruntersuchung, eine Ultraschalluntersuchung des Bauches und eine Lungenfunktion. Dadurch bekommen Sie deutlich mehr Sicherheit, dass Erkrankungen rechtzeitig erkannt und Folgekrankheiten verhindert werden. Sie sollen so früh wie möglich darüber informiert werden, ob sich bei Ihnen Krankheiten anbahnen. So kann rechtzeitig gehandelt werden.

Abb. 34: Beugen Sie vor, bevor Ihr Frühstück so aussieht!

Was beinhaltet ein großer Gesundheitscheck?
Zusätzlich zum Programm des erweiterten Basis-Checks bieten wir Ihnen ein Belastungs-EKG, eine Ultraschall-Untersuchung der Schilddrüse und der Halsschlagader an. Dazu bekommen Sie einen schriftlichen Bericht mit all Ihren Ergebnissen. Sie entscheiden mit, welche Vorsorgeleistungen gemacht werden. Die Untersuchungsdauer hängt dann von den gewählten Untersuchungen ab.

Je nach gewählten Parametern und Untersuchungen bieten wir Ihnen drei weitere Modelle. Die Kosten für den Basis-Check übernehmen die gesetzlichen Krankenkassen, der erweiterte Basis-Check wird mit 200 € berechnet, der grosse Gesundheits-Check kann bis zu 300 € kosten. Das dritte zusätzliche Modell ist der Manager-Check. Lesen Sie bitte dazu S 33.

Niedriger Blutdruck, Kreislaufschwäche

Therapie mit Homöopathie

Leiden Sie unter zu niedrigem Blutdruck (Hypotonie)?

Typische Anzeichen eines zu niedrigen Blutdrucks sind Schwindelgefühle und „Schwarzwerden" vor den Augen, vor allem nach schnellem Aufstehen und am Morgen. Aber auch Wetterfühligkeit, Kopfschmerzen sowie kurze Bewusstlosigkeit können mit einem schwachen Kreislauf zusammenhängen.

Obwohl ein zu niedriger Blutdruck häufig nicht als behandlungsbedürftige Erkrankung angesehen wird, sind die Symptome für die Patienten doch oft sehr unangenehm. Wichtige Therapieziele sind daher eine sanfte Stabilisierung der Herz-Kreislauf-Funktion und eine Verminderung der Kollaps-Neigung.

Bei solchen Störungen bieten besonders die Naturheilverfahren sinnvolle Therapiemöglichkeiten, die wir Ihnen hier in Kürze beschreiben wollen.

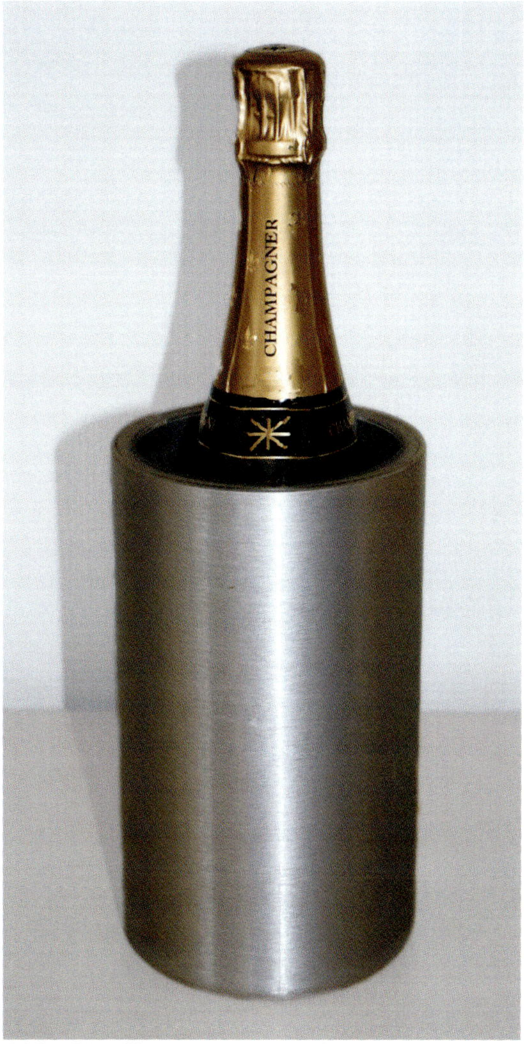

Therapie

Durch die Gabe von zwei homöopathischen Komplexmitteln wird die Funktion von Herz und Kreislauf wieder ins Gleichgewicht gebracht. Nervöse Herzbeschwerden mit der Tendenz zur Kollapsneigung werden wieder harmonisiert.

Die Therapie besteht aus 1 bis 2 wöchentlichen Injektionen des Komplexmittels bis zum Abklingen der Symptome.

Ihre gesetzliche Krankenkasse kommt nicht für die Kosten der Behandlung auf. Sie bekommen pro Injektion 10 € in Rechnung gestellt.

Alle im Team beraten Sie gerne, wenn Sie Fragen haben!

Abb. 35: Champagner am Morgen soll auch gegen niedrigen Blutdruck helfen!

Strophantin (Quabain)

Die Lösung des Herzinfarktproblems?
Das Anti-Stress-Hormon!

Eines der besten Arzneimittel, das bei nachlassender Leistung des Herzens und mitunter auch des Gehirns hilft, ist bis heute das seit 150 Jahren aus einer afrikanischen Pflanze gewonnene Strophantin. Es hilft auf scheinbar wundersame Weise schnell, sicher und nebenwirkungsfrei. Es stabilisiert den Kreislauf und unterstützt die Hirnleistung. Ideal ist seine vorbeugende Wirkung bei Angina pectoris (plötzlichen Herzenge-Zuständen). Dort wirkt es prompt, besser als Nitro-Spray (und ohne dessen Nebenwirkungen). Rechtzeitig genommen, kann es die Gefahr eines Herzinfarktes drastisch senken. Dennoch wird das Strophantin von Ärzten leider kaum noch verschrieben.

Was ist Strophantin?
Strophantin ist eine natürlich vorkommende Substanz, die aus den Samen von in Afrika wachsenden milchsaftführenden Schlingsträuchern isoliert wird. Strophanthus gratus ist außerordentlich gut wasserlöslich und somit durch Blut und Lymphe hervorragend transportabel. In der Schulmedizin wird es zu der Wirkstoffgruppe der Glykoside gezählt. Bekanntester Vertreter sind das Digoxin oder Digitalis.

Strophantin - ein Anti-Stress-Hormon
Forschungen beweisen, dass Strophantin ein körpereigenes Anti-Stress-Hormon (Steroidhormon) ist und wahrscheinlich in den Nebennieren, im Hypothalamus im Gehirn und Herzen gebildet wird. Das Hormon wird bei Belastung ins Blut ausgeschüttet und bei Sauerstoffmangel vermehrt im Herzmuskel gebildet. Es übt Einfluss auf die Regulation des Elektrolythaushaltes der Herzmuskelzelle aus, auf den Blutdruck, die Sauerstoffausnutzung in einer Stress-Situation und die Beseitigung saurer Stoffwechselprodukte. Strophantin ist im Blickwinkel der neueren internationalen Herz-Kreislauf-Forschung ein Antistresswirkstoff und kann zur Zellentsäuerung und -regeneration und damit zur allgemeinen Vitalitätssteigerung verwendet werden. Auch die nach Anwendung von Beta-Blockern nicht selten verloren gegangene Potenz kann zurückkehren.

Indikation von Strophantin
Strophantin wirkt auf mehrere Komponenten positiv, vor allem auf Herz, Nerven, Arterien und rote Blutkörperchen. Es vereint die Qualitäten einer Reihe von herkömmlichen Medikamenten, allerdings ohne deren Nebenwirkungen.

- Bluthochdruck, Herzschwäche (Linksherzschwäche), koronare Herzkrankheit, steigert die Leistungsfähigkeit, Zustand nach Herzinfarkt, Herzrhythmusstörungen
- Verhindert die Verdickung des Herzmuskels
- Schlaganfall, erhöhtes Schlaganfallrisiko, arterielle Verschlusskrankheit der Beine
- Demenz, Tinnitus, Asthma bronchiale (ohne Rechtsherzbelastungszeichen)
- Endogene Depression, Grüner Star, Morbus Parkinson
- nach einem grippalen Infekt zur Regeneration, Stresszustand
- hilft gegen die Beta-Blocker induzierte Impotenz

Kontraindikationen zur Strophantin Einnahme
Rauchen, chronische Diarrhö, nicht bei Mundschleimhautentzündungen

Zurzeit kann das Strophantin zu Lasten der gesetzlichen Krankenkasse rezeptiert werden. Rechnen Sie aber bitte nicht damit, dass Ihr Kardiologe den Einsatz befürwortet. Es herrscht leider in der medizinischen Fachwelt eine konträre Meinung zu pflanzlichen Medikamenten wie dem Strophantin.

Ihr Arzt wird Ihnen in einem ausführlichen Gespräch die Einnahme und den langfristigen Umgang mit dem pflanzlichen Präparat erläutern.

Schilddrüsen-Vorsorgeuntersuchung

Was ist eine Schilddrüsen-Vorsorgeuntersuchung?
Die Schilddrüse ist eine hormonelle Drüse in Ihrem Körper, die zahlreiche wichtige Prozesse steuert. Die Bestimmung des TSH-Wertes in der Blutchemie ermöglicht die Erkennung einer Über- oder Unterfunktion der Schilddrüse. Eine Überfunktion kann u.a. zu einer Herzrhythmusstörungen, Schlafstörungen und zu Nervosität führen. Eine Unterfunktion führt eher zu Antriebslosigkeit, Gewichtszunahme und depressiven Zuständen.

Was beinhaltet eine Schilddrüsen-Vorsorgeuntersuchung?
Neben der klinischen Untersuchung Ihres Halses wird ein Schilddrüsen-Ultraschall sowie eine Laborabnahme durchgeführt. Im Abschlussgespräch erklärt Ihnen Ihr Arzt die Ergebnisse. Die Untersuchungsdauer beträgt 20 Minuten.

Die Vorsorgeuntersuchung der Schulddrüse wird nicht von Ihrer gesetzlichen Krankenkasse erstattet. Die Kosten dieser Vorsorge-Untersuchung belaufen sich auf 50 €.

Wenden Sie sich bei Interesse an uns oder an unser Praxis-Team!

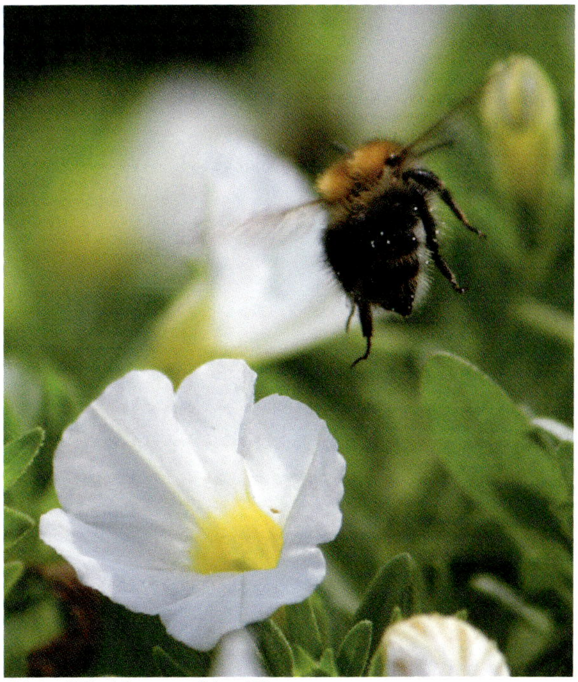

Abb. 36: Hummel im Flug

Verlangsamt oder antriebslos? Chronische Schilddrüsenentzündung? Hashimoto-Thyreoiditis?

Dann können Ihnen Vitamine und Spurenelemente helfen!

Kryptopyrrolurie (KPU) – eine Stoffwechselerkrankung

Bis heute sind die Ursachen der chronischen Schilddrüsenentzündung nicht geklärt. Oftmals wird sie nur zufällig entdeckt. Es gibt in der Schulmedizin keine ursächliche Therapie. Lediglich in der Unterfunktion wird über die Schilddrüsenhormongabe versucht, das hormonelle Gleichgewicht wieder herzustellen. Zunächst führen wir alle notwendigen schulmedizinischen Untersuchungen durch, bevor weitere Naturheilverfahren zum Einsatz kommen.

Zusammen mit der Hashimoto-Thyreoiditis tritt auffallend häufig eine Kryptopyrrolurie (KPU) auf. Die KPU ist eine genetisch determinierte Stoffwechselerkrankung, bei der ein Mangel an Vitamin B 6 und Zink vorliegt. Dies kann zu vielerlei Symptomen führen. Das Vitamin B 6 hat u.a. einen Bezug zum Nervensystem, das Spurenelement Zink hat u.a. eine Bezug zum Immunsystem. Damit sollen nur zwei der vielen wichtigen Funktionen hier angeführt werden.

Nährstofftherapie

Gehören Sie der Erkrankungsgruppe an, die gleichzeitig eine Hashimoto-Thyreoiditis und eine KPU haben, kann Ihnen eine Nährstoffkombination aus Zink, Vitamin B6 und Mangan helfen, Ihre Erkrankung einzudämmen und den Verlauf der Erkrankung abzumildern. Zusätzlich wird naturheilkundlich Selen mit 200 µg eingesetzt. Die Gabe von Infusionen gegen „freie Radikale" hat sich bei chronischen Schilddrüsenerkrankungen zusätzlich bewährt.

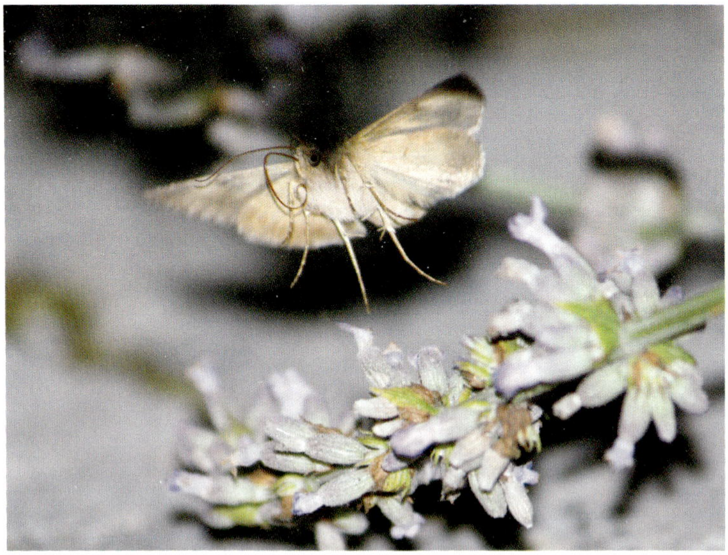

Abb. 37: Ein Nachtfalter auf Nahrungssuche am Lavendel

Urintest gibt Klarheit

Der Test auf das Vorliegen einer KPU wird durch ein Speziallabor in der Schweiz durchgeführt.

Der Urintest wird nicht von Ihrer gesetzlichen Krankenkasse übernommen. Insgesamt werden 90 € berechnet. Der Test (reine Laborleistung) kostet 60 €. Für das anschließende ausführliche Gespräch mit Erläuterung des Ergebnisses und der Therapieplanerstellung stellen wir Ihnen 30 € in Rechnung.

Lebererkrankungen, müde, erschöpft, Druckgefühl im Oberbauch?

**Haben Sie schon mal an ihre Leber gedacht?
Sind Ihre Leberwerte erhöht?
Fettleber, Leberentzündung, Hepatitis B oder C?**

Auch hier kann Ihnen die Naturheilkunde helfen!

Die Leber sitzt im rechten Oberbauch und wiegt normalerweise etwa 1500 Gramm. Sie ist das Hauptstoffwechselorgan im Körper, das heißt, sie verarbeitet die mit der Nahrung aufgenommenen Stoffe. Diese gelangen vom Magen-Darm-Trakt über die Blutbahnen und Lymphgefäße zur Leber. Allgemeine Symptome der Lebererkrankung sind Druck im Oberbauch, Völlegefühl und vor allem Müdigkeit.

Die Fettleber ist alles andere als eine harmlose Erkrankung. Neuere Untersuchungen zeigen, dass sich bei jedem fünften Patienten aus einer Fettleber innerhalb von zehn Jahren eine Leberzirrhose entwickelt. Die Leber schrumpft und es kommt zu einem bindegewebigen Umbau mit Einschränkung der Leberfunktion.

Zur Lebertherapie bieten sich naturheilkundlich Aminosäuren, Phythotherapeutika (Mariendistel und Artischocke) und Homöopathika an. Anfängliche Infusionen (L-Ornithin-Aspartat) werden später mit einer Eigenbluttherapie (S. 101) mit zugesetzten homöopathisch entgiftenden Medikamenten kombiniert. In schweren Fällen hat sich die Sauerstoff-/Ozon Eigenbluttherapie (S. 45) bewährt.

HOT (Hämatogene Oxidationstherapie nach Prof. Wehrli)

1956 stellte der Schweizer Arzt Wehrli auf der Therapiewoche in Karlsruhe die Therapie unter dem Namen "Hämatogene Oxidationstherapie" (HOT) vor. Bei diesem Verfahren wird das Blut mit Sauerstoff aufgeschäumt, mit UV-Licht bestimmter Wellenlänge bestrahlt und intravenös reinfundiert.

Ihr Arzt wird Ihnen in einem ausführlichen Gespräch die naturheilkundlichen Therapieoptionen erläutern und Ihnen auf Wunsch einen Therapieplan erstellen.

Das ausführliche Gespräch über naturheilkundliche Therapien bei Lebererkrankungen wird nicht von Ihrer gesetzlichen Krankenkasse erstattet. Das bis zu 30 Minuten dauernde Gespräch wird mit 50 € berechnet. Darin enthalten ist eine Therapie-Empfehlung Ihres Arztes.

Bei Fragen stehen wir Ihnen jederzeit gerne zur Verfügung.

Lungenfunktionsprüfung (Spirometrie) mit Messung der Sauerstoffsättigung im Blut

Zur Früherkennung von Atemwegserkrankungen

Was ist eine Spirometrie?

Die Spirometrie ist ein Verfahren zur Lungenfunktionsprüfung. Dabei wird Ihre Lungenkapazität und Ihr Atemvolumen gemessen und die Ergebnisse grafisch im Spirogramm dargestellt. Sie erkennen, wie leistungs- und funktionsfähig Ihre Lunge ist.

Wie funktioniert die Spirometrie?

Sie atmen über ein Mundstück in ein Atemrohr, wobei Ihre Nase mit einer Nasenklemme verschlossen wird. Dabei misst der Spirometer elektronisch die Kraft, mit der Sie ein- und ausatmen sowie die Menge der geatmeten Luft pro Zeiteinheit. Die Luftmengen, die Sie bei diesen Atemzügen bewegen, zeigt das Gerät grafisch an.

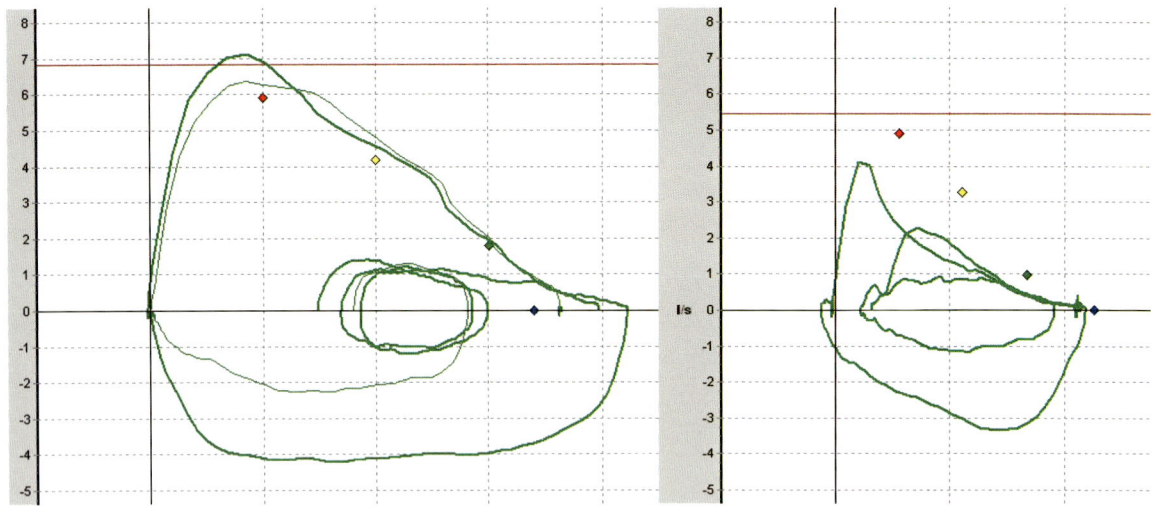

Abb. 38: Links sieht man eine gute Lungenfunktion, rechts ist sie stark eingeschränkt.

Messung der Sauerstoffsättigung (Sauerstoffgehalt des Blut)

Zusätzlich wird Ihre Sauerstoffsättigung im Blut gemessen. Dies geschieht anhand eines Sensors, der an der Fingerkuppe angebracht wird. Die Untersuchungsdauer beträgt ca. 15 Minuten.

Die Lungenfunktionsprüfung und Sauerstoffsättigung als Vorsorgeleistung wird nicht von Ihrer gesetzlichen Krankenkasse erstattet. Die Kosten betragen 30 €.

Möchten Sie Ihre Leistungsfähigkeit steigern?

Die Sauerstoff-Ozon-Eigenblutbehandlung
„Spitzensportler reden sogar vom Blutdoping"

Was ist eine Sauerstoff-Ozon-Eigenbluttherapie?

Bei einer Sauerstoff-Ozon-Eigenbluttherapie wird Ihr Blut mit hochwertigem Sauerstoff angereichert. Dadurch verbessert sich die Fließfähigkeit Ihres Blutes. Die Auswertung der Sauerstoffaufnahme Ihrer Zellen wird gesteigert.

Einsatzgebiete

Medizinisch sinnvolle Einsatzgebiete für diese Behandlung liegen bei Durchblutungsstörungen der Gefäße (Plaques) vor. Ihre Leistungsfähigkeit und Antriebskräfte steigen und Ihr Immunsystem wird gestärkt. Neuere Studien zeigen, dass die Sauerstoff-Ozon-Eigenbluttherapie die sogenannten Barorezeptoren im Gefäßsystem „schult" und damit positiven Einfluss auf das Gefäßsystem nimmt. Neben dem Eiweißfasten nach Prof. L. Wendt empfiehlt es sich immer eine jährliche Kur mit Eigenblut durchzuführen, wenn am ganzen Herz-Kreislauf-System eine Verbesserung erwünscht wird. Ein weiteres großes Einsatzgebiet sind Lebererkrankungen und Erschöpfungssyndrome. Hier konnte schon vielen Patienten geholfen werden.

Wie funktioniert die Sauerstoff-Ozon-Eigenbluttherapie?

Eine große Menge Ihres Blutes wird an einer UVB-Lampe vorbei in eine Vakuumflasche geleitet. Dort kommt der Sauerstoff hinzu, es bildet sich ein Sauerstoff-Ozon-Blutgemisch. Das angereicherte Blut wird über das geschlossene System zurück in Ihre Vene geleitet. Dieses Verfahren wird auch als Hämatogene Oxidationstherapie (HOT) nach Prof. Wehrli genannt.

Die Behandlungsdauer beträgt ca. 30 Minuten. Naturheilkundlich hat sich eine Kur mit 10 Sitzungen bewährt.

Die Sauerstoff-Ozon-Eigenbluttherapie wird nicht von Ihrer gesetzlichen Krankenkasse erstattet. Die Kosten betragen pro Sitzung 76 €.

Bei Fragen stehen wir Ihnen jederzeit gerne zur Verfügung.

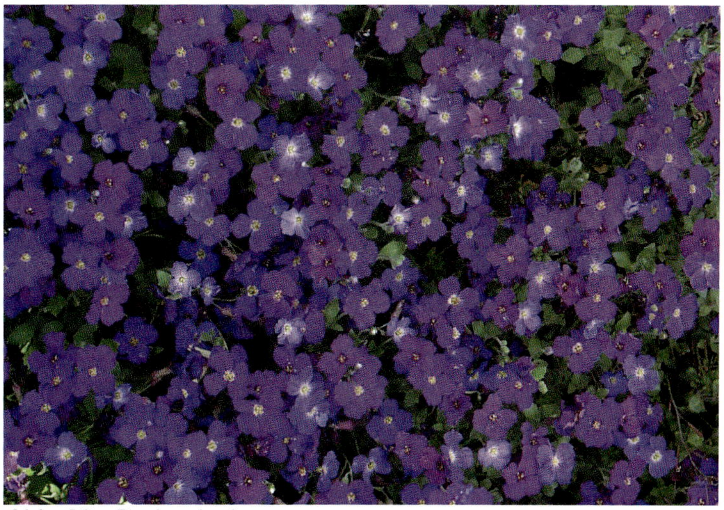

Abb. 39 : Bodendecker

Die Darmflora und Ihr Immunsystem
Wie hängt das zusammen?

Der stufenweise Wiederaufbau der natürlichen Darmflora

Ihre Darmflora ist immens wichtig:

Viele Menschen weisen heute eine Veränderung der Darmflora auf. Dieses ist u.a. durch den allzu schnellen Gebrauch von Breitbandantibiotika, falsche Ernährung und Stress bedingt. Schwermetallbelastungen (z.B. Quecksilber aus Amalgamfüllungen) wirken zusätzlich belastend auf unser Darmmilieu ein. Im Laufe der Zeit ändert sich so die Standortflora im Dünndarm und Dickdarm. Gärungs- und Fäulnisprozesse entstehen. Pilze (am bekanntesten Hefepilze wie Candida albicans und Candida glabrata) finden Nischen und vermehren sich unphysiologisch. Die Schleimhautbarriere unserer Darmflora wird so unterhöhlt und „löchrig". Krankmachende (pathogene) Keime gelangen so schneller in das Körperinnere und irritieren das darmassoziierte Immunsystem.

Symptome bei gestörter Darmflora sind vielfältig

Allgemeine Symptome wie Abgeschlagenheit und Müdigkeit zeigen oft schon die ersten Störungen im Darmmilieu an. Bei ausgeprägter Dysbiose (Ungleichgewicht der Darmbakterien) kommt es schnell zu einer Chronifizierung von Erkrankungen.

Wann kann eine Darmsanierung sinnvoll eingesetzt werden

- Allergische Erkrankungen: Heuschnupfen, (asthmoide) Bronchitis, Asthma bronchiale, chronisches Ekzem, Neurodermitis
- Chronische therapieresistente Harnwegsinfekte, Reizblase
- Rezidivierende Infekte bei Erwachsenen und Kindern: Schnupfen (besonders chronische Formen), des Kehlkopfes, des Mittelohres, der Mandel, der Nasennebenhöhlen, biologisch begleitende Tumortherapie
- Erkrankungen des rheumatischen Formenkreises, Beschwerden des unteren Rückens, Kopfschmerzen, Histamin-Intoleranz
- Erkrankungen des Magen-Darm-Trakt, wie Reizdarm, Reizmagen, Nahrungsmittelunverträglichkeiten, Schäden durch Nebenwirkungen von Antibiotika, Pilzerkrankungen des Darms, Darmentzündungen (z.B. Gastroenteritis, Morbus Crohn, Colitis ulcerosa), Refluxösophagitis, Divertikulose - Divertikulitis

Mit der Darmsanierung (Symbioselenkung) soll das natürliche Milieu im Magen-Darm-Kanal wieder hergestellt werden, so dass die „natürliche Darmbesiedlung" wieder stattfinden kann. Dazu ist in der Regel eine mehrstufige Behandlung über mehrere Monate empfehlenswert. Es versteht sich von selbst, dass während der Symbioselenkung keine zusätzlichen Giftstoffe konsumiert werden sollten (Nikotin, Alkohol, Kaffee).

In einem ausführlichen Gespräch bis zu 30 Minuten wird Ihr Arzt Ihnen erläutern, wie Ihre Darmflora wieder aufgebaut werden kann. Sie bekommen einen schriftlichen Therapieplan ausgehändigt.

Das ausführliche Gespräch mit Therapieplanerstellung wird mit 40 € berechnet.

Verdauungsstörungen und Rückenschmerzen können allergiebedingt sein

Leiden Sie unter Blähungen, Verstopfung oder Durchfällen?

Dann empfehlen wir Ihnen einen Nahrungsmittel-Unverträglichkeit-Check

Wozu dient ein Nahrungsmittel-Unverträglichkeit-Check?

Körperliche Reaktionen und intensive Beschwerden, wie z.B. Durchfall, Hautausschläge etc., können nach dem Essen und Trinken auftreten und können Ihr Wohlbefinden massiv beeinträchtigen. Auch Rückenschmerzen sind nicht untypisch für Nahrungsmittelunverträglichkeiten. Mit einer körperlichen Untersuchung kann festgestellt werden, ob die Schmerzen aus dem Bauch kommen (S. 75), außerdem finden sich in bestimmten Laboruntersuchungen Hinweise, ob Sie bestimmte Nahrungsmittel nicht vertragen. Wir zeigen Ihnen selbstverständlich Wege, wie Sie die entdeckten Nahrungsmittelunverträglichkeiten mit Eigenblut und einer Darmsanierung behandeln können.

Wie funktioniert ein Nahrungsmittel-Unverträglichkeit-Check?

Der Test wird über eine einfache Laboruntersuchung durchgeführt. Nach Eintreffen des Ergebnisses erläutern wir Ihnen das Ergebnis und stellen Ihnen einen Therapieplan auf.

Dieser Blut-Test wird von Ihrer Krankenkasse nicht erstattet. Die Kosten für den Nahrungsmittelunverträglichkeitstest variieren zwischen 130 und 380 €.

Alle im Team beraten Sie gerne, wenn Sie Fragen haben!

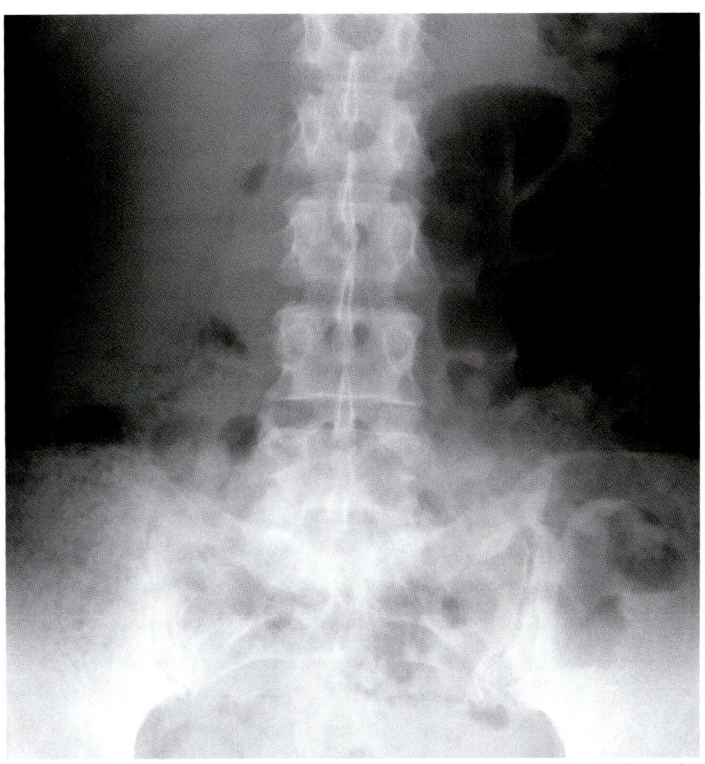

Abb. 40: Hier wurde wegen Rückschmerzen die Lendenwirbelsäule geröngt. Deutlich sieht man die Luft im Darm als schwarze Flecken. Dies deutet auf Verdauungsstörungen hin.

Der Säure-Basen-Haushalt

Chronische Übersäuerung als Ursache vieler Erkrankungen

Ein ausgeglichenes Säure-Basen-Verhältnis im menschlichen Körper ist eine wichtige Voraussetzung für Ihre Gesundheit und Ihr Wohlbefinden. Dabei geht es nicht um kurzfristige Säureüberladungen beim Sport oder bei säurelastiger Mahlzeit. Die ständige Säureflut durch falsche Kost und stressige Lebensweise führt vielmehr zu einer „chronischen Übersäuerung". Dies stellt naturheilkundlich gesehen einen wichtigen Störfaktor bei der Gesundung von chronischen Erkrankungen dar. Am besten lässt sich der Grad der Übersäuerung mittels der BE-T-A (Bioelektronische-Terrain-Analyse nach Prof. Vincent, S. 49) zeigen. Ein anderes Verfahren wäre die Basenmessung nach Sander.

Die Urin-Selbstmessungen (Teststreifen) sind nur eingeschränkt aussagekräftig ("Urinkosmetik"). Es wird nur das eine Kompartiment gemessen. Dabei vergisst man das Blut als aktiven Säurepuffer und das naturheilkundlich so wichtige Bindegewebe (wird auch als Matrix bezeichnet). Aus diesen Informationen kann dann Ihr Übersäuerungsgrad bestimmt werden.

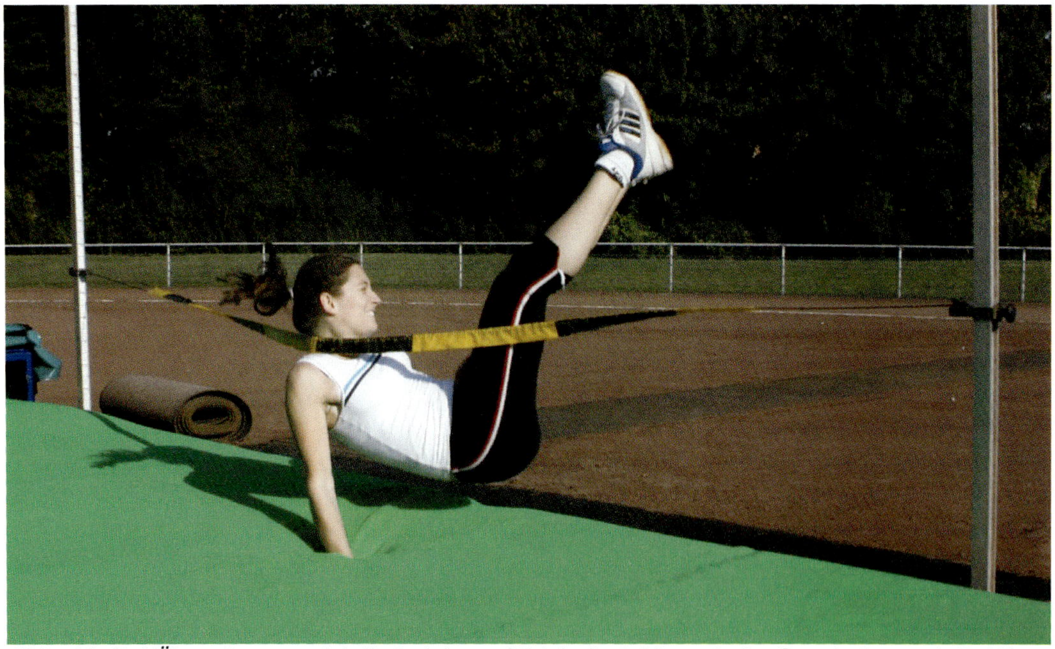

Abb. 41: Bei Übersäuerung ist die Leistungsfähigkeit nicht nur beim Sport eingeschränkt!

Neben praktischen Ernährungsvorschlägen und gezielter naturheilkundlicher "entsäuernder" Therapie wird Ihr Arzt Ihnen in einem ausführlichen Gespräch Informationen über den Säure-Basen-Haushalt geben.

Das ausführliche bis zu 30 Minuten dauernde Gespräch wird nicht von Ihrer gesetzlichen Krankenkasse übernommen und wird mit 40 € berechnet.

Wenden Sie sich bei Interesse an uns oder an unser Praxis-Team!

Messung des "Inneren Milieus"

BE-T-A Analyse nach Prof. Vincent
Eine echte Vorsorge Untersuchung

Die Bioelektronische-Terrain-Analyse nach Prof. Vincent (BE-T-A)

Was ist die BE-T-A Analyse?
Die Bioelektronische-Terrain-Analyse nach Prof. Vincent (BE-T-A) ist eine physikalische und auch biochemische Messmethode, mit deren Hilfe mathematisch das sogenannte „biologische Terrain" von Krankheiten bzw. auch von Substanzen beschrieben werden kann.

Wann wird die BE-T-A Analyse eingesetzt?
Die BE-T-A kann Hinweise auf Krankheitsdispositionen, Erkrankungen des bakteriellen, viralen und mykotischen Bereiches, Belastung mit freien Radikalen (oxidativer Stress) und auf Störungen des Säure-Basen-Gleichgewichtes geben. Darüber hinaus gibt die BE-T-A Hinweise auf eine möglicherweise vorliegende bösartige Erkrankung.

Was wird biochemisch gemessen?
Nach den Vorgaben von Prof. Vincent wird aus dem Speichel, Blut und Urin der PH-Wert, das Redoxpotential (Oxidation und Reduktion) und der Widerstandswert gemessen, so dass ein individuelles biologisches Terrain (Matrix) eines jeden Menschen bestimmt werden kann.

Die Untersuchung dauert ca. 30 Minuten. Die Untersuchung kann nur morgens vor der Sprechstunde stattfinden.

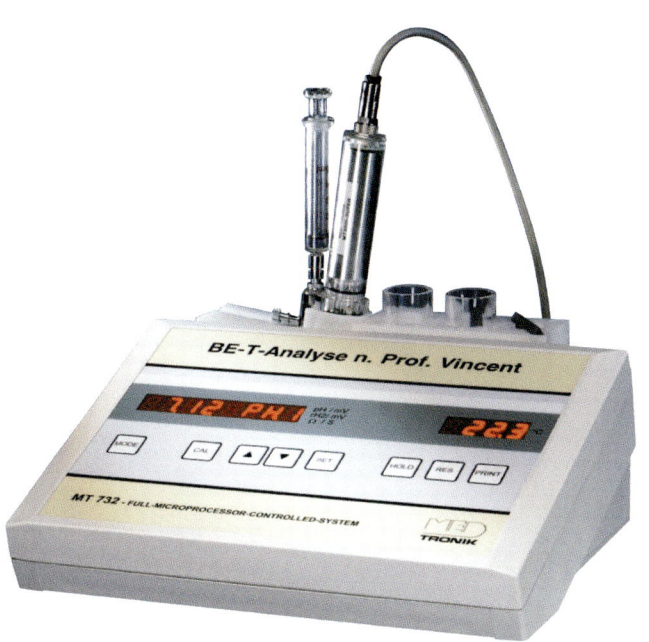

Sie sollten für diese Untersuchung „bettfrisch" sein, das heißt sie dürfen vorher nichts essen und trinken und dürfen die Zähne noch nicht geputzt haben, wenn Sie in der Praxis erscheinen. Wir werden Ihnen das Vorgehen noch genau erklären.

Abb. 42: Gerät für die Messung des "Inneren Milieus"

Die BE-T-A Analyse wird nicht von Ihrer gesetzlichen Krankenkasse erstattet. Die Kosten für diese Untersuchung betragen 86 €. Dazu kommt noch der Betrag für das Abschlussgespräch (je nach Dauer werden bis zu 30 € berechnet).

Leiden Sie an Nervenschmerzen?
Hatten Sie im Vorfeld eine Gürtelrose?
Gehen Ihre Schmerzen nicht mehr weg?

Wir behandeln mit hochdosierten Vitamininfusionen, Blutegeln und Chinesischer Medizin

Vitamin C, Glutathion und B-Vitamin Infusionen

In einem ausführlichen Gespräch wird Ihnen Ihr Arzt erklären, welche naturheilkundlichen Therapieoptionen bei der Gürtelrose und der gefürchteten Post-Zoster-Neuralgie (Nervenschmerz nach Gürtelrose) in Frage kommen. Neben der standardisierten schulmedizinischen Behandlung des Herpes Zoster (Gürtelrose) und deren Nervenschmerzen bei chronischem Herpes Zoster (Post-Zoster-Neuralgie) setzen wir u.a. begleitend intravenöse Vitamin C + B Infusionen, Chirotherapie, Keltican (S. 76) Injektionen und Akupunktur ein.

Vorgehen

Treten Bläschen auf, wird alle 2 Tage eine Vitamin C (15000 mg) Infusion mit Glutathion und B-Vitamine infundiert, bis alle Symptome verschwunden sind. Aus Erfahrung wissen wir, dass die Symptome nach 2-3 Wochen abgeklungen sind. Die Akupunktur dient der Schmerzreduktion und setzt zusätzliche Heilimpulse. Bei der Post-Zoster-Neuralgie werden im betroffenem Segment zusätzlich Blutegel eingesetzt.

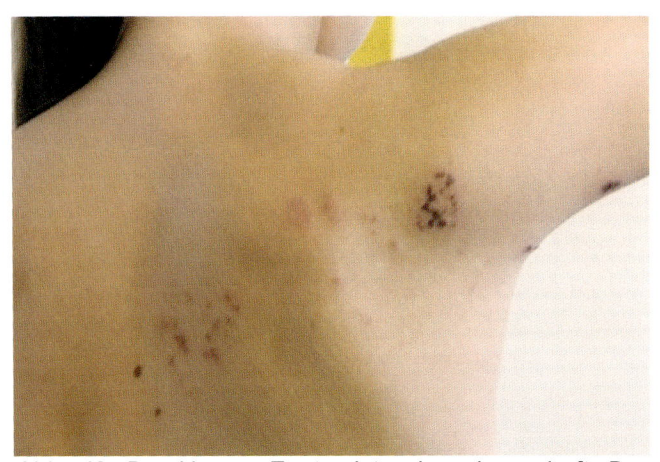

Abb. 43: Der Herpes Zoster ist sehr schmerzhaft. Der Schmerz kann bleiben, auch wenn die Bläschen abgeheilt sind.

Indikation

Herpes Zoster (Gürtelrose), Post-Zoster-Neuralgie, Trigeminusneuralgien

Kontraindikation

Höhergradige Niereninsuffizienz, Oxalurolithiasis (Nierensteine)
Eisenspeichererkrankung, Glukose-6-Phosphat-L-Dehydrogenase-Mangel

Das ausführliche, bis zu 30 Minuten dauernde Gespräch mit Ihren Arzt wird von Ihrer gesetzlichen Krankenkasse nicht erstattet und wird mit 40 € berechnet. Je nach vorliegender Grunderkrankung und Lokalisation der Schädigung kommen unterschiedliche Therapieverfahren und Kosten zustande.

Bei Fragen stehen wir Ihnen jederzeit gerne zur Verfügung.

Alle Jahre wieder …
Grippaler Infekt / Fieberhafter Infekt

Mit Vitamininfusionen vorbeugen und bekämpfen

Zu Beginn eines grippalen Infektes kribbelt es häufig in der Nase, nur wenig später läuft dann reichlich weißes/klares Sekret aus der Nase. Niesen, Heiserkeit sowie Kopf- und Gliederschmerzen gesellen sich hinzu. Dabei ist die laufende Nase nur ein Heilversuch des Körpers die „Virenflut" (z.B. Rhinoviren) auszuschwemmen. Oftmals geschieht dies nicht vollständig, so dass sich das Vollbild einer Grippe manifestiert. In der Regel haben Erwachsene 2-3 grippale Infekte pro Jahr, Kinder dagegen häufiger. Die Übertragung erfolgt dabei durch Tröpfcheninfektion über Handkontakt und Niesen. Abzugrenzen sind die erwähnten Schnupfensymptome bspw. von einer Allergie (bspw. Milben, Hausstaub – seit längerem bestehende Beschwerden) oder von einer bakteriellen Infektion der Lunge (meist verfärbter Auswurf).

Was können Sie selbst für sich tun?

Es gibt eine Vielzahl von Verhaltensregeln, Medikamenten und Hausmitteln, mit denen Sie Ihr Abwehrsystem stärken und die Beschwerden lindern können. Als Beispiel sei hier der rote Sonnenhut (Echinacea purpura) als immunstimulierende Pflanze angeführt. Eine rechtzeitige Einnahme von Vitaminen und Spurenelementen vor der eigentlichen „Grippezeit" hilft Ihrem Immunsystem zusätzlich Infekte abzuwehren. Besonders erwähnenswert sind hier die Spurenelemente Zink und Selen. Pflanzliche und homöopathische Medikamente unterstützen zusätzlich den Heilungsverlauf. Abschwellende Nasentropfen sollten nur kurz (höchstens eine Woche) zum Einsatz kommen, da es bei langfristiger Anwendung zu einer Schleimhautschädigung kommt. Besser ist eine rechtzeitige Dampfinhalation mit Kochsalz, Apfelwein oder Kamillenextrakt. Sinnvoll wäre eine Eigenblutkur in der Herbstzeit, damit Sie gestärkt durch den Winter kommen.

Angebot Ihrer gesetzlichen Krankenkasse

Die gesetzlichen Krankenkassen raten Ihnen zu einer Impfprophylaxe. Dies gilt für Personen über 60 Jahren sowie bei Patienten mit einer chronischen Erkrankung oder besonderen Gefährdung. Wir informieren Sie, wenn der alljährlich neu hergestellte Impfstoff angekommen ist.

Unser Angebot

Alternativ und ergänzend bieten wir Ihnen in unserer Praxis eine „Grippe-Infusion" mit hochdosiertem Vitamin C und entsäuerndem Natriumbikarbonat (gegen die Muskelschmerzen) an. Diese Infusion wird vor der Grippesaison einmal wöchentlich über 4-6 Wochen gegeben. Dabei gilt, je früher Sie die Therapie beginnen, desto wirksamer ist sie. Haben Sie Grippesymptome, dann sollten Sie 2-3 Infusionen in der Woche bekommen. Wir haben damit gute Erfahrung gemacht.

Die Infusionstherapie mit hochdosiertem Vitamin C wird nicht von Ihrer gesetzlichen Krankenkasse erstattet. Die Kosten pro Infusion belaufen sich zur Zeit auf ca. 35 €.

Müde und abgeschlagen?

Da kann Ihnen eine kleine Vitamin-Aufbaukur mit B-Vitaminen und Folsäure („Medivitan") helfen

Wozu dient die Aufbaukur mit B-Vitaminen und Folsäure?

In der heutigen Zeit finden sich nur noch selten echte Vitaminmangelzustände. Der früher vorgekommene Skorbut (Vitamin C Mangelerkrankung bei Seefahrern) wird in der heutigen Zeit in unseren Kulturkreisen nur selten festgestellt. Wir sehen häufig eine Missverhältnis zwischen guten und schlechten Keimen in der Darmflora als eigentliche Ursache für Vitaminmangelzustände.

Probleme der Vitaminversorgung (Vitaminmangelzustände) können auftreten bei:

- chronischen Magenleiden, Darmerkrankungen
- Übermaß an tierischen Fleisch- und Fettprodukten
- Stresssituationen
- Schweren Traumen und Operationen (insbesondere Operationen am Magen)
- nachlassender Verdauungsfunktion im Alter
- Fehlen einer gesunden Darmflora

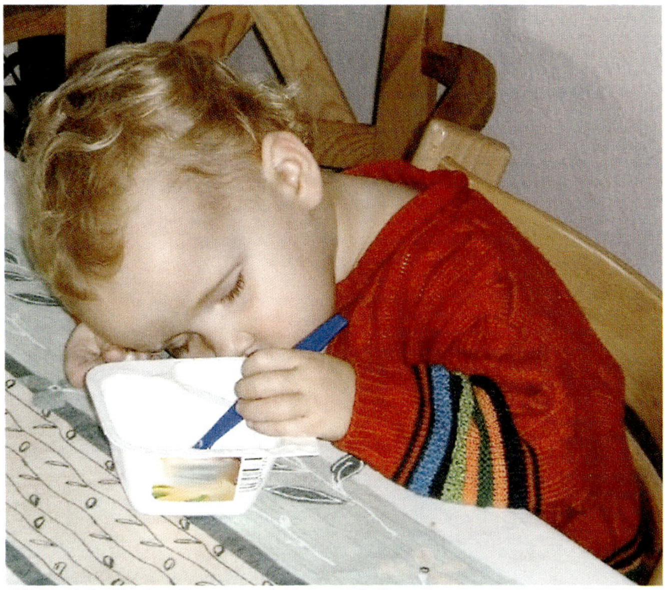

Die oben aufgeführten Zustände können eine hochkonzentrierte Vitamingabe erforderlich machen. Eine Gabe als Gewebe-Depot-Spritze oder als Infusion in die Vene kommen therapeutisch in Frage. Damit kann der Vitaminbedarf kurmäßig für einen längeren Zeitraum gesichert werden.

Abb. 44: Beim Essen eingeschlafen ...

Wie funktioniert die Behandlung?

Die Injektionen werden zwei- bis dreimal wöchentlich in den Muskel gespritzt. Eine Spritzenkur umfasst 10 Injektionen. Eine Wiederholung kann nach 2-3 Monaten unter Umständen erforderlich sein.

Die Aufbaukur mit Vitaminen wird nicht von Ihrer gesetzlichen Krankenkasse erstattet. Für 10 Behandlungen (inklusive der Medikamente) berechnen wir Ihnen 90 €.

Alle im Team beraten Sie gerne, wenn Sie Fragen haben!

Die große Vitaminkur

Die große Vitamin-Aufbau-Kur mit Vitamin B, C, Zink und Glutathion

Was ist Vitamin C?
Vitamin C ist ein wasserlösliches Vitamin, das wir im Gegensatz zu den Tieren, nicht mehr selber bilden können. Es handelt sich um eine schwache Säure. Der tägliche Bedarf beträgt 100 mg Vitamin C, bei Rauchern 150 mg/Tag.

Was bewirkt Vitamin C?
Sie alle kennen die Diskussion über schädliches Ozon in der Atemluft. Im Sommer wird in den Medien darauf hingewiesen. Ozon ist ein Zellgift. Es greift die Lungenzellen an. Das Vitamin C hat die gute Eigenschaft diese zellschädigenden Oxidantien - freie Radikale (wie z.B. Ozon) zu kompensieren, indem es als sogenannter Radikalfänger fungiert.

Vitamin C wirkt krebshemmend und fördert die Wundheilung
Studien belegen, dass das hochdosierte intravenöse, in die Vene gegebene Vitamin C krebshemmende Eigenschaften besitzt. Während der Chemo-/Strahlentherapie, aber auch beim Rauchen werden große Mengen an oxidativen Stoffen (freie Radikale) gebildet und belasten zusätzlich Ihren Körper. Genau dort kann Ihnen die Infusionstherapie helfen.

Die hoch dosierte Vitamin C Therapie kann als große Aufbau Infusionskur vor und nach Operationen eingesetzt werden. Angereichert mit B-Vitaminen und reduziertem Gluthation wird die Regenerationsphase noch einmal erheblich verkürzt.

Wie funktioniert die Behandlung?
Ihnen wird 7500 mg (7,5 g) Pascorbin verdünnt in einer Kochsalzlösung (NaCl 0,9 %) infundiert. Die Infusionsdauer beträgt ca. 10-15 Minuten. Im Allgemeinen werden die Infusionen zwei- bis dreimal pro Woche über einen Zeitraum von sechs Wochen verabreicht.

Bei welchen Beschwerden und Erkrankungen kann die Behandlung helfen?
Bei Gefäßschäden wie koronarer Herzerkrankung und Durchblutungsstörungen der Beine, Schlaganfall, bei verminderter Leistungsfähigkeit, Frühjahrsmüdigkeit, Appetitlosigkeit, als Raucherkur, bei Rheuma, Immunschwäche, zur Verbesserung der Lebensqualität durch Schmerzlinderung und Verkleinerung von Metastasen, bei gehäuften Infekten, Herpes Zoster, schlechter Wundheilung, Geschwüren, Verbrennungen, häufigem Nasen-/Zahnfleischbluten, Belastung mit Lösungsmitteln oder Schwermetallen. Außerdem beugt es dem grauem Star vor.

Die Infusionstherapie mit hochdosiertem Vitamin C wird nicht von der gesetzlichen Krankenkasse erstattet. Die Kosten pro Infusion belaufen sich zur Zeit auf ca. 35 €.

Vitaminmangel kann Ursache von Erschöpfung und Krankheiten sein!

Bestimmung des Vitamin- und Mineralienstatus

Erschöpfung und chronische Erkrankungen können auf einen Mangel an Vitaminen und Spurenelementen zurückzuführen sein. Wir schlagen Ihnen einen Laborcheck von Vitaminen, Spurenelementen und Mineralien vor. Ein Mangel eines der weiter unten aufgeführten Laborparameter kann durchaus in der Lage sein, Ihre Symptome zu erklären. So können wir gezielt gegen die Ursachen vorgehen.

Die anfallenden Kosten sind nicht Bestandteil Ihrer gesetzlichen Krankenversicherung und werden nach der Gebührenordnung für Ärzte (GOÄ) berechnet.

Wir raten Ihnen, folgende Blutspiegel messen zu lassen:

- Vitamin A
- Vitamin B 1, Vitamin B 2, Vitamin B 6, Vitamin B 12
- Vitamin C
- Vitamin D3
- Vitamin E
- Folsäure
- Magnesium
- Selen
- Zink

Auf Ihren Wunsch hin kann das Programm noch erweitert werden. Wahlweise kann die antioxidative Kapazität und das Haut- und Haarvitamin (Biotin) noch mit bestimmt werden. Dies kann nützlich sein bei der Abklärung von Haarausfall (siehe auch S. 108).

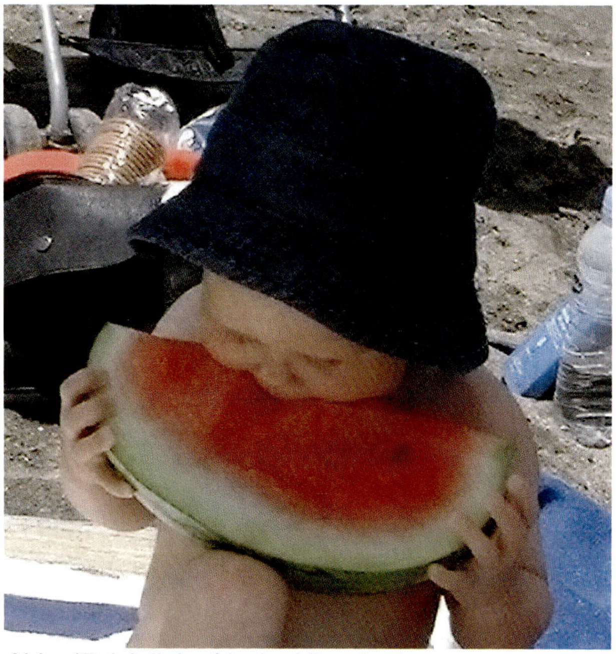

Abb. 45: Ich liebe frische Vitamine!

Insgesamt erwarten Sie im Basisprogramm Kosten von ca. 265 €. Dies hängt natürlich von der Anzahl der bestimmten Parameter ab. Daran anschließend wird Ihnen ihr Arzt in einem ausführlichen Gespräch die Ergebnisse erläutern und - wenn notwendig - einen Therapieplan für Sie erstellen.

Sprechen Sie uns bitte an, wenn Sie Fragen dazu haben!

Vitamin D - das Sonnenvitamin

Vitamin D schützt vor Herzinfarkt, Krebs und anderen Zivilisationskrankheiten!

Vitamin D ist für uns lebenswichtig. Es wird zum einen mit der Nahrung aufgenommen (siehe Tabelle), zum anderen bildet es der Körper selbst unter Sonneneinstrahlung. Durch ein 10- minütiges Sonnenbad zur Mittagszeit in Badehose kann ein hellhäutiger Körper bis zu 20.000 Einheiten Vitamin D erzeugen. Wenn wir Cremes mit Lichtschutzfaktor benutzen oder immer hinter Glas sind, verhindern wir die Bildung von Vitamin D. Wir sind dann gezwungen, das notwendige Vitamin D über die Nahrung aufzunehmen. Wer außerdem Vegetarier ist, ist zusätzlich benachteiligt. Denn Vitamin D ist ein fettlösliches Vitamin, das wir als Vitamin D_3 vor allem in tierischen Nahrungsmitteln und Fisch finden, denn auch sie benötigen das Vitamin und erzeugen es unter Sonnenlicht. Pflanzen erzeugen Vitamin D_2, allerdings ist die Menge so gering, dass Pflanzen als Vitamin-D-Spender für uns unbrauchbar sind. Bei der Einnahme von Vitamin D in Tablettenform muss man außerdem darauf achten, dass man etwas Fett (Butter, Käse u.a.) zu sich nimmt, damit es als fettlösliches Vitamin überhaupt vom Darm aufgenommen werden kann.

Folgen von Vitamin D-Mangel

Durch unsere Lebensweise zeigen über die Hälfte der Deutschen eine Unterversorgung mit Vitamin D, d.h. einen Blutspiegel von unter 20 ng/ml. Dies hat ein erhöhtes Risiko für folgende Erkrankungen zur Folge:

- Knochenschwund (Osteoporose)
- Muskelschwäche (erhöhtes Sturzrisiko)
- Abwehrschwäche
- Diabetes mellitus Typ I
- diskutiert werden sogar Krebserkrankungen, Herzinfarkt, Depression, Morbus Alzheimer, Morbus Parkinson, und Multiple Sklerose und vieles mehr

Lebensmittel	Vitamin D pro 100 g
Lebertran	12.000 I.E.
Hering	1.000 I.E.
Wildlachs	800 I.E.
Zuchtlachs	200 I.E.
Steinpilze	120 I.E.
Eier	120 I.E.
Champignons	80 I.E.
Gouda	50 I.E.
Butter	50 I.E.
Sahne	40 I.E.
Vollmilch	5 I.E.

Vitamin D-Gehalt in Speisen

Nähere Informationen dazu finden Sie in dem Buch „Heilkraft D" von Dr. Nicolai Worm.

Wenn Sie nur selten in die Sonne kommen, Lichtschutzfaktoren auftragen, oder fetten Fisch und Fleisch meiden, empfehlen wir Ihnen, den Vitamin D-Spiegel messen zu lassen. Ein Blutspiegel zwischen 30 und 60 ng/ml ist wünschenswert. Denn zu dem erniedrigten Erkrankungsrisiko kommt noch eine höhere Lebenserwartung dazu!

Behandlung

Vitamin D lässt sich gut in Tabletten- oder Tropfenform einnehmen. Das Vitamin wird grundsätzlich nicht von den Krankenkassen bezahlt, ist aber glücklicherweise preiswert. Die Kosten liegen bei ca. 5 – 10 Cent pro Tag.

Die Kosten für eine Laborbestimmung einschließlich der Beratung belaufen sich auf 55 €.

Amalgam - Sondermüll im Mund

Amalgam besteht zur Hälfte aus Quecksilber

In der Zahnmedizin wird eine Legierung des Quecksilbers mit anderen Metallen wie Silber, Kupfer, Indium, Zinn und Zink in großem Umfang als Zahnfüllungsmaterial „Amalgam" eingesetzt. In der Bundesrepublik Deutschland sind ca. 50 Millionen Menschen davon betroffen. Glücklicherweise ist diese Tendenz rückläufig, weil zunehmend andere Materialien Verwendung finden. Wussten Sie, dass aufgrund der hochgiftigen Bestandteile Quecksilber und Zinn das Amalgam als Sondermüll entsorgt werden muss?

Hintergrundinformationen

Naturheilkundlich arbeitende Zahnärzte verwenden kein Amalgam als Füllmaterial. Suchen Sie sich einen Zahnarzt, der dies nicht mehr verwendet. Haben Sie sich mal gefragt, warum Kindern bis 12 Jahren kein Amalgam eingesetzt werden darf? Schwangeren darf es ebenfalls nicht eingesetzt werden. Was ändert sich denn mit dem 13. Lebensjahr? Was ändert sich, wenn die Frau entbunden hat? Denken Sie mal darüber nach. Der Gesetzgeber gesteht eine gewisse Toxizität ein, ist aber nicht in der Lage das Amalgam zu verbieten.

In Russland und in Amerika wird das Amalgam nicht mehr eingesetzt!

Die Mundbatterie

Ein weiteres großes Problem entsteht bei der Verwendung von verschiedenen Metallen im Mund. Gold- und Amalgamfüllungen mischen sich mit dem Speichel zu einer „Mundbatterie" und lösen Ionen aus den Füllungen heraus. Keine Füllung kann so dicht sein wie es Ihnen versprochen wird.

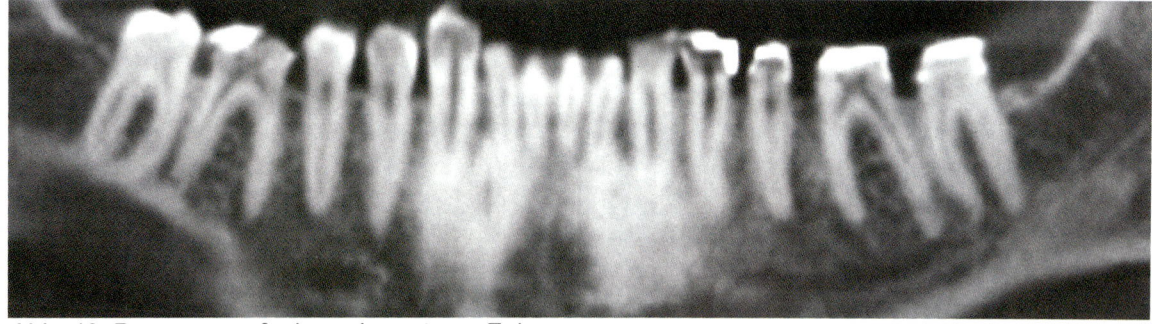

Abb. 46: Panoramaaufnahme der unteren Zähne

Ihr Arzt wird Ihnen in einem ausführlichen Gespräch darlegen, wie Sie naturheilkundlich begleitend eine Amalgam-Sanierung durchführen können.

Das ausführliche Gespräch wird nicht von Ihrer gesetzlichen Krankenkasse erstattet. Das Gespräch wird mit 50 € berechnet. Darin inbegriffen ist ein Therapieplan, den Ihr Arzt Ihnen aushändigt.

Amalgam- und Schwermetallbelastung

Der DMPS-Test nach Dr. Daunderer

Amalgam-Füllungen können gesundheitliche Probleme auslösen. Deshalb sollte man die Belastung des Körpers mit Quecksilber untersuchen.

Was ist ein DMPS/Unithiol-Test?
Bei Verdacht auf eine Quecksilberbelastung in Ihrem Körper empfehlen wir Ihnen einen DMPS/Unithiol Test. Mittels einer zweimaligen Urinprobe (vor und nach der Infusion eines Schwermetall ausleitenden Medikamentes) mit Messung der Nieren-, Kupfer- und Quecksilberwerte im Urin, kann die Höhe der Quecksilberkonzentration bestimmt werden. Daraus leitet sich dann die weitere Therapieform ab.

Was beinhaltet der DMPS/Unithiol-Test?
Der Test umfasst zwei Urinuntersuchungen sowie eine Kurzinfusion. Die Untersuchungsdauer beträgt ca. 15 Minuten. Eine Nachbeobachtung von 30 Minuten ist auf Grund möglicher allergischer Reaktionen notwendig. Die Ergebnisse werden in einem separaten Gespräch erläutert. Ihr Arzt bespricht mit Ihnen dann das weitere naturheilkundliche Vorgehen.

Sie müssen für den DMPS-Test nicht nüchtern sein. Sie bekommen nach der ersten Urinprobe ein Glas Wasser zu trinken.

Der DMPS/Unithiol-Test wird nicht von Ihrer gesetzlichen Krankenkasse erstattet und beträgt insgesamt ca. 120 €. Die Kosten für unsere Leistungen betragen ca. 65 €. Die separate Laborrechnung der Urin-Analyse wird vom Speziallabor versendet und beträgt je nach verwendetem Laborwert ca. 50 €.

Bei Fragen stehen wir Ihnen jederzeit gerne zur Verfügung.

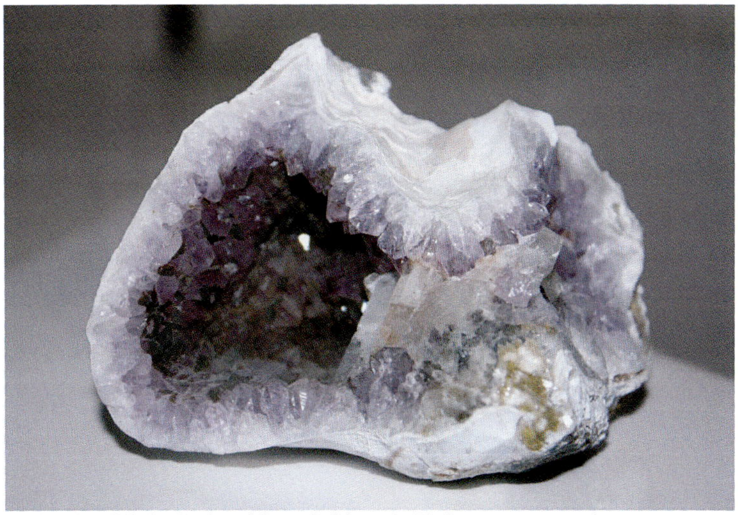

Abb. 47: Nicht jedes Material ist als Zahnersatz geeignet ...

MORA-Bioresonanztherapie

Ganzheitliche Therapie mittels körpereigener Schwingungen.

Die nebenwirkungsfreie Alternative in der Therapie verschiedenster chronischer Erkrankungen und Allergien. Besonders geeignet in der Behandlung von Kindern.

Was ist MORA-Bioresonanztherapie?

Die MORA Therapie ist ein ganzheitliches Diagnostik- und Behandlungskonzept mit patienteneigenen Schwingungen. Der deutsche Arzt Dr. Franz Morell und der Elektroingenieur Erich Rasche entwickelten die schonende und nebenwirkungsfreie Methode. Der Name MORA wurde aus den Anfangsbuchstaben von Morell (MO) / Rasche (RA) abgeleitet. Verwendet wird das patienteneigene Schwingungsspektrum, welches therapeutisch genutzt wird. Das Gerät ist in der Lage, das dem Körper zuträgliche Schwingungsspektrum zu filtern. Störschwingungen werden umgekehrt, also in ein Spiegelbild verwandelt und so dem Körper zurückgegeben. So werden die den Körper belastenden Schwingungen abgeschwächt, im besten Falle sogar gelöscht. Die MORA-Therapie kann u.a. bei Allergien, Neurodermitis, Umweltgiftbelastung, bei funktionellen Herz-Kreislauferkrankungen und psychosomatischen Erkrankungen helfen.
: Bioresonanz-Messgerät

Was beinhaltet die MORA-Bioresonanztherapie?

Sie sitzen bequem vor dem Bioresonanzgerät und haben an Händen und Füssen Elektroden, die gewährleisten, dass Ihr Schwingungsspektrum abgegriffen werden kann. Es werden nur Ihre eigenen Informationen bearbeitet und an Sie zurückgegeben.

Die Therapie dauert pro Sitzung ca. 15 Minuten.
Sie müssen für die Untersuchung nicht nüchtern sein.

Die MORA-Bioresonanz-Therapie wird nicht von Ihrer gesetzlichen Krankenkasse erstattet. Die Kosten pro Sitzung belaufen sich auf 26 €.

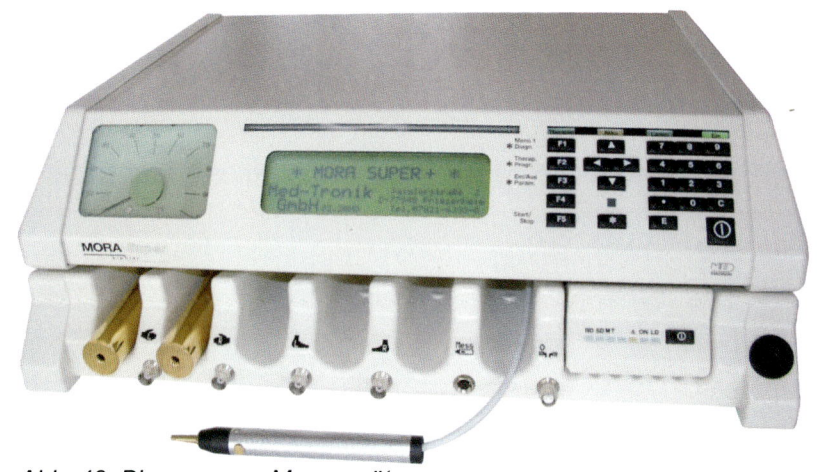

Abb. 48: Bioresonanz-Messgerät

Zungenbrennen? – Metallischer Geschmack? Abklärung einer „Mundbatterie"

Einfache Mundstrommessung mit dem MORA-Bioresonanz-Gerät

Verschiedene Zahnmaterialien (v.a. Metalle) interagieren sehr häufig. Bei Vorliegen einer Amalgam- und einer Goldfüllung kann ein deutlich messbarer Strom vorliegen und Ihnen Probleme im Mundraum verursachen. Gehäuft wird ein Zungenbrennen oder ein metallischer Geschmack geschildert. Mittels zweier Messelektroden kann mit der Mundstrommessung am MORA-Bioresonanz-Gerät Ihre persönliche Belastung gemessen werden.

Was beinhaltet die Mundstrommessung?

Sie sitzen bequem vor dem Bioresonanzgerät und bekommen die Zähne und die einzelnen Quadranten mit zwei Messgriffeln durchgemessen. Dabei wird nur „Strom" abgegriffen. Stellen Sie sich das Verfahren so vor, als wenn ein Elektriker den Stromfluß an der Steckdose misst.

Die Therapiedauer beträgt ca. 20 Minuten.

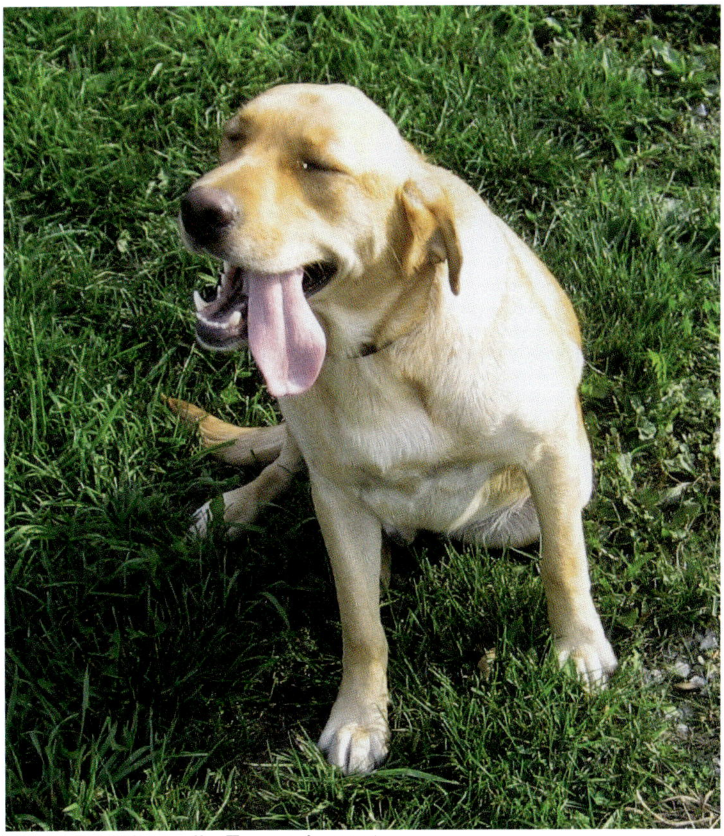

Die Mundstrommessung mit dem MORA-Bioresonanz-Gerät wird nicht von Ihrer gesetzlichen Krankenkasse erstattet. Die Kosten der Messung belaufen sich auf 25 €.

Wenden Sie sich bei Interesse an uns oder an unser Praxis-Team!

Abb. 49: Wenn die Zunge brennt ...

Der Spenglersan-Test

Spenglersan zur Aufdeckung „schlummernder" Krankheitsherde (chronischer Entzündungen im Körper)

Jeder Mensch durchläuft in seinem Leben viele Infektionskrankheiten. Diese hinterlassen im Blut Antikörper gegen die früheren Erreger und können mithilfe eines Spenglersan-Test erkannt werden.

Was ist der Spenglersan-Test?

Der Spenglersan-Kolloid-Blut-Test ist ein einfaches Diagnoseverfahren zur Erkennung akuter und abgelaufener Krankheitserreger einschließlich versteckter Krankheitsherde im Körper. Die zum Einsatz kommenden Spenglersane bestehen aus Gemischen homöopathisierter Antigene gegen Bakterien, sie sind Diagnostikum und Therapeutikum (Immunmodulator) in einem.

Durch eine Antikörper-Antigen Reaktion lassen sich Rückschlüsse auf aktuelle und frühere Erkrankungen ziehen. Der Agglutinationsgrad („Verklumpungsgrad") Ihres Blutes mit dem Spenglersan) ist ein Maß für die Höhe des Antikörpertiters.

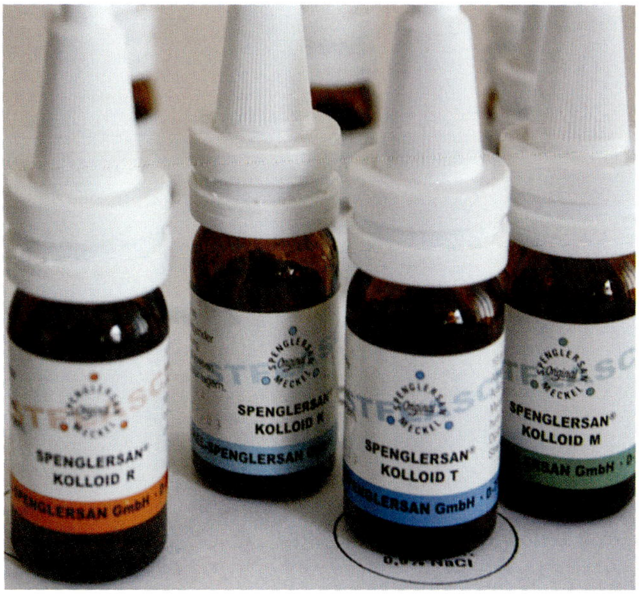

Abb. 50: Spengersane sind Bakterienantigene in Tropfenform

Wie läuft der Spenglersan-Test ab?

Je ein Tropfen des zu untersuchenden Patientenbluts wird mit jeweils einem Tropfen der sogenannten Spenglersane, einem Gemisch von Bakterienantigenen, verrührt. Ein positives Testergebnis zeigt sich in einer sichtbaren Agglutination (Verklumpen) des Bluttropfens mit dem Spenglersan. Das Präparat Spenglersan D/Dx hat die Eigenschaft, Störfelder (Herdgeschehen) zu aktivieren und so verborgene Krankheitsgeschehen anzuzeigen.

Der Spenglersan-Test dauert ca. 15 Minuten. Sie brauchen dafür nicht nüchtern zu sein.

Der Spenglersan-Test wird nicht von Ihrer gesetzlichen Krankenkasse erstattet. Die Kosten des Test mit abschließender Besprechung belaufen sich auf 50 €.

Ihr Arzt wird Ihnen die Einnahme der Spenglersane (homöopathische Tropfenpräparate) erklären.

Bei Fragen stehen wir Ihnen jederzeit gerne zur Verfügung.

Entgiften, Entschlacken, Gewicht reduzieren

Kolon-Hydro-Therapie (temperierte Darmspülungen)

Was ist Kolon-Hydro-Therapie?

Die Kolon-Hydro-Therapie ist seit Jahren in den USA bekannt und wird dort mit Erfolg durchgeführt. Der Dickdarm wird im geschlossenen System wiederholt mit warmem Wasser gespült. Die Darmspülungen sind eingebettet in das Konzept der Symbioselenkung (Wiederaufbau der natürlichen Darmflora). Sie werden zu Beginn der 4-Stufen- Therapie über einen Zeitraum von ca. 5 Wochen mit 2 Anwendungen pro Woche als Reinigungstherapie durchgeführt.

Anwendungsgebiete

Im Laufe der Jahre sammeln sich Ablagerungen und Giftstoffe im Darm an, diese belasten Ihren gesamten Organismus und führen zu einer sogenannten Autointoxikation (Selbstvergiftung des Körpers). Stoffwechselprodukte (wie Indol und Skatol) belasten Ihre Leber und führen zu Folgeerkrankungen:

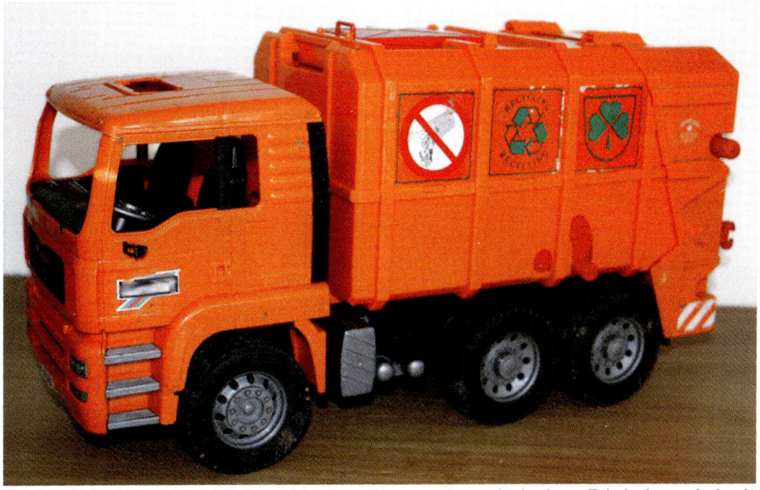

- Lebererkrankungen
- Reizdarm
- chronische Müdigkeit
- Allergien
- Darmverpilzungen
- Fibromyalgie
- Rheuma
- zur Entgiftung u.s.w.

Abb. 51: Bei der Kolon-Hydro-Therapie wird der Dickdarminhalt „entsorgt"

Vorgehen

Am Tag der Therapie bringen Sie bitte ein großes Badehandtuch mit. Ziehen Sie bitte leichte Bekleidung an. Zur Therapie ist es notwendig, dass Sie sich bis auf die Unterwäsche entkleiden. Die eigentliche Therapiesitzung dauert ca. 45 Minuten. Dabei liegen Sie bequem in Rückenlage auf einer Therapieliege. Es werden 2 - 3 Sitzungen pro Woche durchgeführt. Zwischenzeitlich sollten Sie so wenig wie möglich essen und dann nur „leicht Verdauliches".

Ihre gesetzliche Krankenkasse erstattet nicht die Kosten für die Kolon-Hydro-Therapie. Eine Sitzung wird mit 76 € berechnet.

Haben Sie überall Schmerzen?

Muskelrheuma - Fibromyalgie

Der Begriff Fibromyalgie stammt aus dem Jahre 1976. Doch erst 1990 wurde diese Erkrankung als offizielle Diagnose von der amerikanischen rheumatologischen Gesellschaft (ACR) anerkannt. Seit dieser Zeit findet der Begriff weltweite Anwendung, wobei in Deutschland die Akzeptanz langsam zunimmt. Kritiker bezeichnen die Fibromyalgie noch immer als Modekrankheit, weil es keine klaren Symptome und Leitlinien zur Therapie gibt. Oftmals wird die Fibromyalgie als rein psychosomatische Erkrankung abgetan.

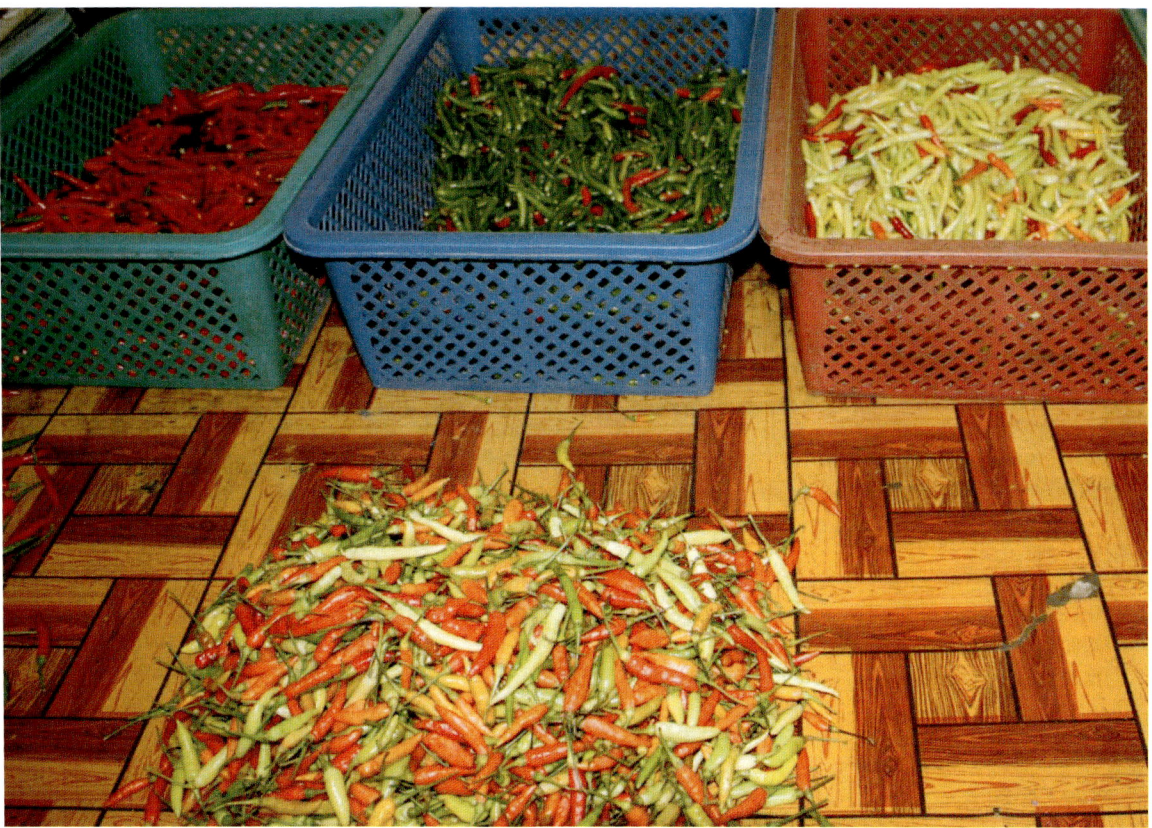

Abb. 52: Chilis enthalten den Wirkstoff Capsaicin, der für die Schärfe verantwortlich ist und pilzhemmend wirkt

Was ist die Fibromyalgie?

Die Fibromyalgie ist eine häufig auftretende Erkrankung, doch meist vergehen viele Jahre bis zur Diagnose. In unserem Lande sind ca. 1-2% der Bevölkerung betroffen, das sind 1-2 Millionen Menschen. Die überwiegende Zahl betrifft die Frauen (90 %). Die Beschwerden treten besonders häufig zwischen dem 30 und 50. Lebensjahr auf. Schwere Verletzungen der Seele im Kindesalter können durchaus noch nach Jahrzehnten Schmerzen verursachen. Die Erkrankung ist eine echte Herausforderung für den ganzheitlich arbeitenden Arzt. Es gibt kein Wundermittel, vielmehr bedarf es viel Mitarbeit und Geduld des Patienten in Verbindung mit verschiedensten naturheilkundlichen Methoden. Jeder Therapeut kann Ihnen nur den Weg zeigen, gehen müssen Sie ihn Weg selber.

Die Symptome

Die Krankheit beginnt schleichend und untypisch. Wer kennt denn nicht Rückenschmerzen, Herzrasen, Schweißneigung und Störungen der Magen-Darm Funktion. Im Laufe der Zeit kristallisieren sich einige Hauptsymptome heraus. So kommen Schmerzen im Rücken und in den Armen und/oder Beinen häufig vor. Sie können dauernd und auch in Ruhe auftreten. Körperliche Arbeit verstärkt die Stärke des Schmerzes. Dazu wird eine allgemeine Mattigkeit/Erschöpfung geschildert. Ein-/Durchschlafstörungen kommen hinzu.

Weitere Symptome können sein:

- Überempfindlichkeit der Haut, des Geruchs- oder Hörsinns, Depressivität, Antriebsstörungen, Kopfschmerzen oder Migräne, Morgensteifigkeit der Hände
- Schwellungen im Bereich von Augen, Wangen und Fingern, Benommenheit, Erinnerungslücken, Störung des Kurzzeitgedächtnisses
- Aufstoßen, Völlegefühl, Sodbrennen, Blähungen, Durchfall oder Verstopfung, Allergien, Frieren, Frösteln, leicht erhöhte Temperatur
- Störung der gesamten Regulation der autonomen Körperfunktionen, Schlafstörungen, Herzrhythmusstörungen, Herzrasen, Atembeschwerden, Reizblase, Karpaltunnel-Syndrom, Taubheitsgefühl der Beine

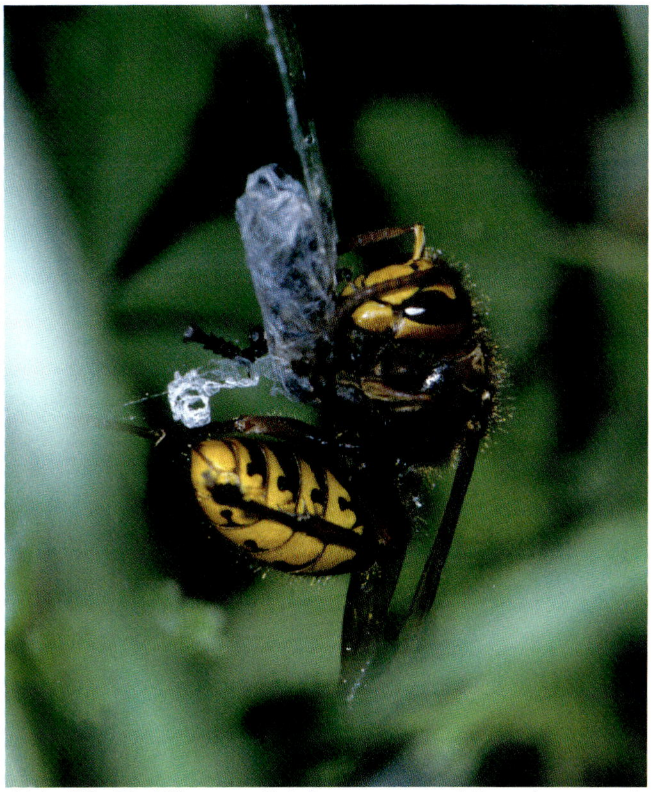

Abb. 53: Ein Wespenstich kann ganz schön schmerzen!

Wenn die Schmerzschwelle sinkt, tut irgendwann alles weh

Ganzheitlich betrachtet ist es bei Ihnen notwendig, den Körper zu reinigen und zu entschlacken (entsäuern). Dazu finden sich entsprechende Therapieverfahren in der Naturheilkunde.

In einem ausführlichen Gespräch wird Ihnen Ihr Arzt die Möglichkeiten und Grenzen der Naturheilverfahren beim Muskelrheuma darstellen. Das therapeutische Gespräch wird nicht von Ihrer gesetzlichen Krankenkasse übernommen.

Das Gespräch bis zu 30 Minuten dauernde Gespräch wird mit 50 € berechnet.

Sprechen Sie uns bitte an, wenn Sie Fragen dazu haben!

Ständig verspannt und Rückenschmerzen?

Die Petechiale Saugmassage nach Zöbelein (PSM) hilft

bei Schmerzen und Verspannungen der Schulter-Nacken-Region
bei Schmerzen der Brust-/Lendenwirbelsäule und des Ischiasnerven
zur Bindegewebsentschlackung und bei Zellulite

Was ist die PSM?
Die Petechiale Saugmassage nach Zöbelein ist die durch apparative Technik mögliche Verbindung der Ur- Behandlungen „Massage" und „Saugen" zu einer neuen Massageform. Sie zählt zu den unblutigen, ausleitenden Methoden in der Naturheilkunde.

Vorteile und Charakteristika der PSM
Sie ist einfach durchführbar, risikolos, vielseitig diagnostisch und therapeutisch einsetzbar. Gegenüber dem unblutigen Schröpfen kann auch an Orten mit wenig Weichteildeckung gearbeitet werden (Schädel, Schienbein).

Eine Auswahl der Indikationen
Nicht akut entzündliche Schmerzzustände, Verspannungen jedweder Art, Neuralgien (Nervenschmerzen), Rheumatischer Formenkreis, Zellulite, Hals-/Brust- und Lendenwirbelsäulenbeschwerden, Schulter-Arm-Syndrom, Narbenstörfelder ...

Kontraindikationen
Akut entzündliche Vorgänge, Störungen und manifeste Erkrankungen der Blutgerinnung, nicht unter Marcumar-Therapie, Thrombosen, variköser Symptomenkomplex, Lymphstau

Vorgehen
Die PSM erfolgt direkt auf der betroffenen Hautpartie und wird als Massagetherapie durchgeführt. Sie dauert ca. 10-15 Minuten. Intervalle von 2-3 x pro Woche haben sich bewährt (siehe Bild).

Die PSM wird von Ihrer gesetzlichen Krankenkasse nicht erstattet. Die Kosten pro Massagesitzung betragen 15 €.

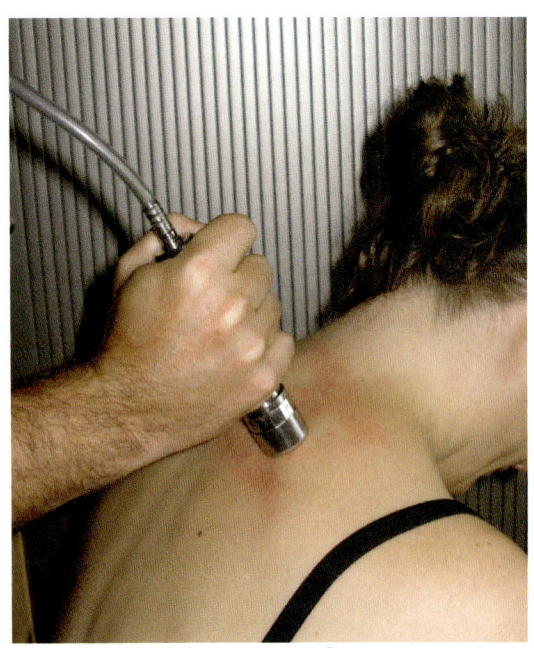

Abb. 54: Durchführung der Saugmassage

Schmerzt die Haut schon beim Anfassen?

Injektionstherapie mit homöopathisch verdünnter Ameisensäure

Haben Sie chronische Beschwerden am Bewegungsapparates? Neben der Akupunktur, der Neuraltherapie und physikalischen Therapie mit dem TENS Gerät möchten wir Ihnen eine alternative homöopathische (naturheilkundliche) Therapie mit verdünnter Ameisensäure nahelegen.

Dazu werden Ampullenpräparate der anthroposophischen Firma Weleda benötigt. Die Injektion erfolgt dann im Schmerzareal. Das Ganze verläuft in einer Serie von 8 Sitzungen mit mehrfachen Quaddelungen im Schmerzareal (jeweils 2 x pro Woche). Zunächst wird die niedrigere homöopathische Potenz D6 verwendet. Im Verlauf wird oft eine zweite Sitzung nach Monaten notwendig. Dazu wird die höhere Verdünnungsstufe D30 der Ameisensäure verwendet.

Krankheitsbilder

Chronische Beschwerden des Bewegungsapparates, Chronisches Schmerzsyndrom, Erkrankungen des rheumatischen Formenkreises.

Besonders zuverlässig hilft die verdünnte Ameisensäure, wenn das Anfassen oder die Berührung der Haut am Rücken schmerzt. In ca. 90% der Fälle wird die Haut wieder schmerzfrei!

Ihre gesetzliche Krankenversicherung kommt nicht für die Kosten dieser Behandlung auf. Sie bekommen eine Rechnung auf Grundlage der Abrechnungsziffern der Gebührenordnung für Ärzte (GOÄ). Die Komplettkur mit den ersten 8 Injektionen kostet ca. 120 €. Darin enthalten sind schon die Medikamentenkosten für die homöopathisch verdünnte Ameisensäure.

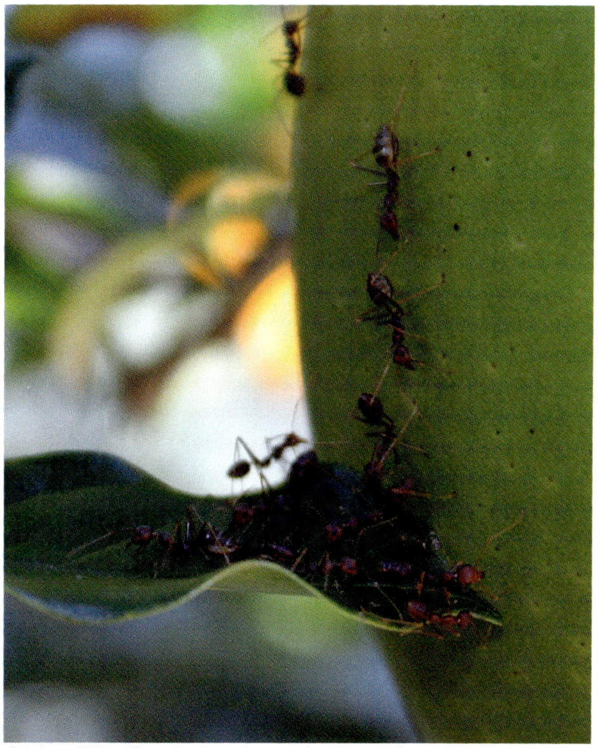

Abb. 55: Zwei Ameisen halten das Blatt an der Frucht fest, damit die anderen Ameisen hier herlaufen können. Auch uns können die Ameisen helfen!

Wenden Sie sich bei Interesse an uns oder an unser Praxis-Team!

Haben Sie Schulterschmerzen?
Nackenverspannungen?
Rückenschmerzen?

Das Schröpfen mit Vakuum erzeugenden Schröpfköpfen

Das Behandeln mit vakuumerzeugenden Schröpfköpfen ist eine in vielen Kulturen bekannte Heilmethode. Schon im alten Ägypten, Griechenland, Indien und China (Teil der TCM – Traditionelle Chinesische Medizin) fand die Behandlungsmethode Anwendung. In Deutschland gehört das Schröpfen zu den ausleitenden Verfahren der Naturheilkunde. Grundsätzlich unterscheidet man das trockene (unblutige) von dem blutigen Schröpfen sowie die Schröpfkopfmassage, welche auch zu den trockenen Schröpfverfahren zählt (Petechiale Saugmassage nach Zöbelein).

Schröpfen wirkt u.a. schmerzlindernd und immunsteigernd

Das Schröpfen bewirkt nach westlicher Vorstellung eine Aktivierung der Stoffwechselleistung des darunter liegenden Gewebes (Zelle). Es erfolgt eine Anregung der Mikrozirkulation von Blut und Lymphe. Ein vorhandener Lymphstau wird so beseitigt. Der Tonus der Muskulatur senkt sich beim Schröpfen (entkrampfende Wirkung), durch das Vakuum der Schröpfköpfe wird das Bindegewebe gedehnt. Die Reizung von Nervenendigungen wirken über Reflexverschaltungen auf innere Organe. Schröpfen wirkt so analgetisch (schmerzlindernd) und immunstimulierend (abwehrsteigernd). Nach östlicher Auffassung wird durch Reizung von Akupunkturpunkten auf innere Organe und Funktionskreise Einfluss genommen.

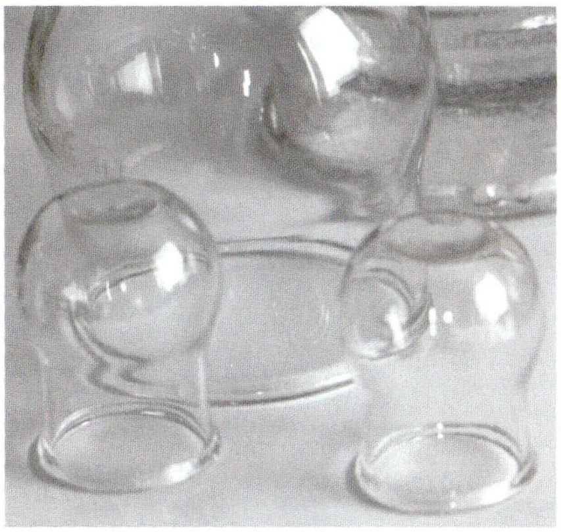

Abb. 56: Schröpfköpfe

Wann kann das (trockene/blutige) Schröpfen eingesetzt werden?

Generell bei Erkrankungen des Bewegungsapparates, Myogelosen, Muskelhartspann, Muskelkrämpfe, Bursitis (Schleimbeutelentzündung), Karpaltunnel-Syndrom, Hüftschmerzen, Schulterschmerzen, HWS/BWS/LWS Beschwerden, Lumbalgie und Lumboischialgie, Sehnenscheidenentzündung (Tendinitis), Spinalkanalstenose, Kopfschmerzen (Migräne), Rhinitis, Sinusitis, Asthma bronchiale, Bronchitis, Husten/Erkältungskrankheiten, ältere Hämatome, arterielle Durchblutungsstörungen, Bluthochdruck, Herzbeschwerden, Neuralgien, nach Herpes Zoster Erkrankung, Dysmenorrhoe, regelabhängige Beschwerden, prämenstruelles Syndrom und Obstipation.

Bei vielen weiteren Krankheiten kann das Schröpfen ebenfalls sinnvoll eingesetzt werden. 6-10 Sitzungen haben sich in der Therapie bewährt.

Die Therapie mit Vakuum erzeugenden Schröpfköpfen wird nicht von Ihrer gesetzlichen Krankenkasse erstattet. Die Therapie dauert pro Sitzung bis zu 15 Minuten. Das trockene (unblutige) Schröpfen wird pro Sitzung mit 10 € berechnet. Das blutige Schröpfen wird mit 25 € in Rechnung gestellt.

Schmerzhafte Punkte an den Knochen und Muskeln beseitigen - Die kortisonfreie Alternative bei Tennis- und Golferellenbogen

Injektionen mit Belladonna-Lösung

Sie haben chronische Beschwerden des Bewegungsapparates. Neben der Akupunktur, der Neuraltherapie und der physikalischen Therapie mit dem TENS-Gerät möchte ich Ihnen eine alternative naturheilkundliche Therapie mit verdünnter Belladonna-Lösung nahelegen.

Was ist eine Injektionstherapie mit verdünnter Belladonna-Lösung?

Dazu werden im Schmerzareal mehrere oberflächliche Quaddeln mit der verdünnten Belladonna-Lösung (4%ig) gespritzt. Das Ganze verläuft in einer Serie von 10 Sitzungen mit mehrfachen Quaddelungen (jeweils 2-3 x pro Woche). Bis auf einen Brennschmerz beim Einstechen sind kaum Nebenwirkungen zu erwarten.

Sinnvolle Einsatzgebiete

Tennisellenbogen (Epicondylitis), Chronisches Schmerzsyndrom, Chronische Beschwerden des Bewegungsapparates, LWS-Syndrom, HWS/BWS Syndrom, Rheumatischer Formenkreis.

Die Injektionstherapie mit verdünnter Belladonna-Lösung wird von Ihrer gesetzlichen Krankenkasse nicht erstattet. Die Kosten pro Sitzung belaufen sich auf 15 €.

Bei Fragen stehen wir Ihnen jederzeit gerne zur Verfügung.

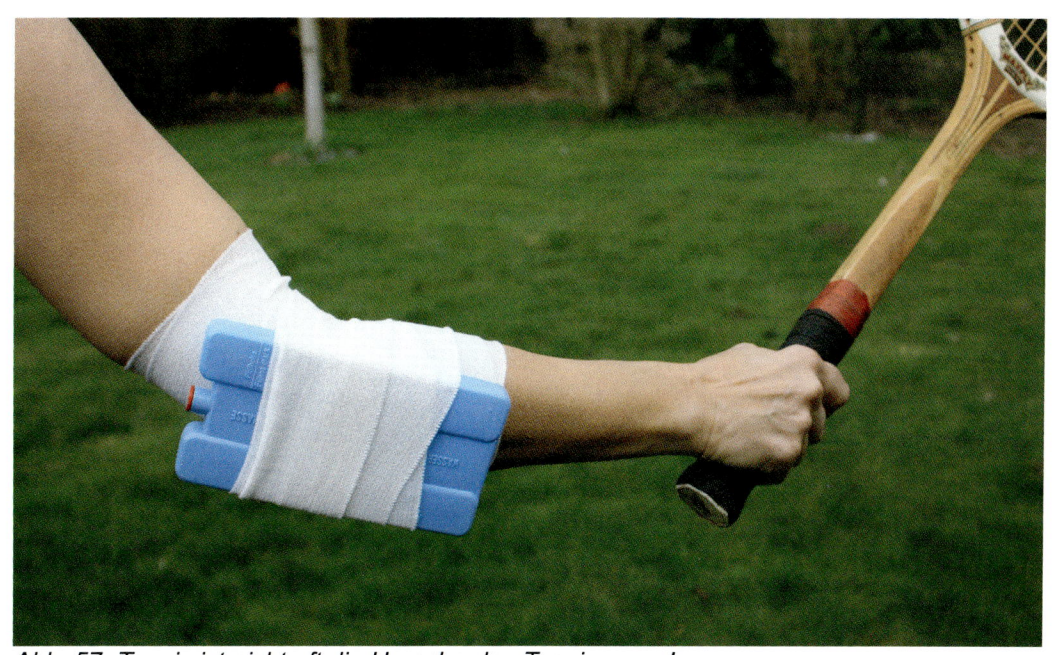

Abb. 57: Tennis ist nicht oft die Ursache des Tennisarmes!

Kniearthrose
Die kortisonfreie und homöopathische Alternative bei Beschwerden des Bewegungsapparates

Mistel und Schlangengifte in das kranke Knie gespritzt

Leiden Sie an Gelenkschmerzen oder an einer Arthrose des Knies? Dann kann Ihnen eine homöopathisch-anthroposophische Spritzen-Kur helfen.

Wann wird die homöopathische Spritzenkur mit Lachemistol / Traumeel eingesetzt?

Bei fortgeschrittener Arthrose und bei Gelenkschmerzen werden schulmedizinische Medikamente wie NSAR (wie Diclofenac oder Piroxicam usw.) mit einem hohen Nebenwirkungsprofil eingesetzt. Cortisonhaltige Präparate ergänzen die klassische Therapie v.a. bei Beschwerden der Wirbelsäule und der Knie.

Naturheilkundliche Therapie bei Gelenkserkrankungen

Wir bieten Ihnen eine kortison- und nebenwirkungsfreie Injektionstherapie mit dem bewährten homöopathischen Naturheilpräparaten Lachemistol und Traumeel an. Darin enthalten sind die Mistel (bekannt aus der anthroposophischen Medizin) und ein Schlangengiftextrakt (natürlich in ungiftiger homöopathischer Verdünnung). Traumeel enthält die in der Homöopathie abgeleiteten Arzneien für Verletzungen und Beschwerden des Bewegungsapparates.

Wie funktioniert die Behandlung?

Diese Injektionen werden zweimal wöchentlich unter die Haut (s.c.) gespritzt. Eine Spritzenkur umfasst 10 Injektionen. Es empfiehlt sich, die Kur im Intervall zu wiederholen.

Die Behandlungsdauer beträgt pro Sitzung bei 5 Minuten.

Die homöopathische Spritzenkur wird nicht von Ihrer gesetzlichen Krankenkasse erstattet. Für 10 Behandlungen berechnen wir Ihnen 153,60 EUR. Darin sind sämtliche ärztlichen und materiellen Leistungen enthalten.

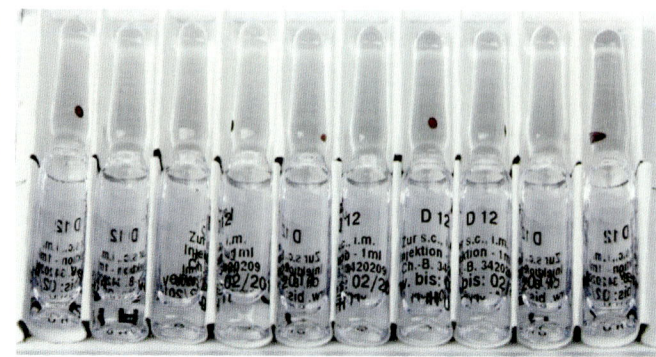

Abb. 58: Homöopathisches Medikament

Alternative Behandlung zur Behandlung des Hallus valgus

MOXA-Wärmetherapie bei Fußschmerzen

Haben Sie Schmerzen im Großzeh?
Hat sich der Großzeh schon deutlich verbogen?
Sollen Sie vielleicht schon daran operiert werden?

Die Naturheilkunde bietet auch hier noch einen sinnvollen Therapieansatz, um Ihre Gelenkbeschwerden zu bessern. Denn operieren lassen können Sie sich immer noch.

Der Fuß- oder allgemein der Gelenkschmerz kann mithilfe einer Wärmetherapie an bestimmten Akupunkturpunkten mit getrocknetem Beifußkraut positiv beeinflusst werden. Diese langjährig bekannte MOXA-Therapie ist Bestandteil der Traditionellen Chinesischen Medizin.

Ihr Arzt erklärt Ihnen die Therapie mit der sogenannten MOXA-Zigarre. Die zu erwärmenden Akupunkturpunkte werden Ihnen gezeigt. Sie können die Behandlung bequem zu Hause durchführen.

Die Kosten für das Erstgespräch und für die benötigte MOXA-Zigarre wird nicht von Ihrer gesetzlichen Krankenkasse erstattet und mit 25 € berechnet.

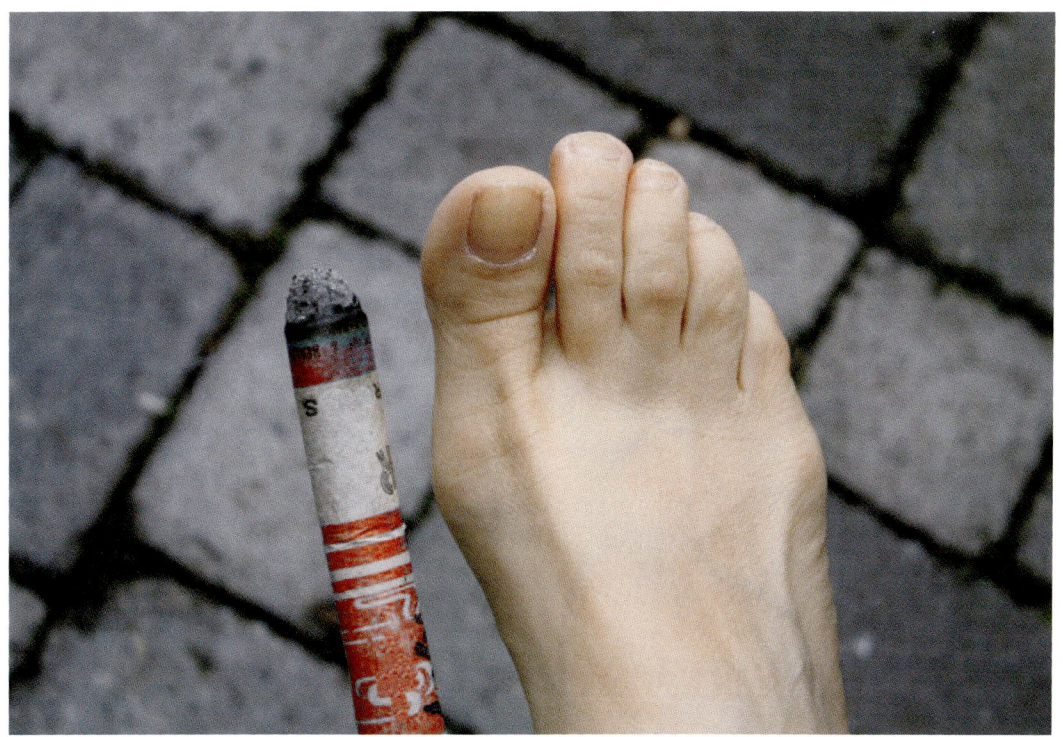

Abb. 59: Moxa-Behandlung bei Hallux valgus

Behandlung bei unerträglichen Schmerzen

Ganzheitliche Schmerztherapie mit Procain-Base-Infusionen

Was sind Procain-Base-Infusionen?

Die Procain-Base-Infusion enthält einen lange bekannten Wirkstoff (Procainhydrochlorid), der in einer neuen Therapieform eingesetzt wird, um einige Krankheiten günstig zu beeinflussen und die damit verbundenen Schmerzen zu lindern. Der chronische Schmerz ist für den Schmerzpatienten häufig eine größere Belastung, als die ursprüngliche Erkrankung. Deshalb müssen lang andauernde Schmerzen ebenso sorgfältig behandelt werden, wie jede andere Erkrankung. Procainhydrochlorid schaltet die Schmerzrezeptoren aus, verbessert die Durchblutung in den kleinsten Gefäßen. Diese Wirkungen lassen den Schmerz abklingen und haben einen positiven Einfluss auf die Entzündung. Um eine deutliche Besserung des subjektiven Allgemeinbefindens mit weniger Schmerzen zu erreichen, bedarf es wiederholter intravenöser Anwendungen von Procain-Base. Um die Vorteile besser nutzbar zu machen und den schnellen Abbau zu verzögern, wurde durch zielgerichtete Forschung eine definierte Mischung (Natriumhydrogenkarbonat und Natriumchlorid) auf der Grundlage von Procainhydrochlorid entwickelt.

Anwendungsgebiete der Procain-Base-Infusionen

In der Behandlung jedweder chronischer Schmerzen, Erkrankungen des Bewegungsapparates (Rückenschmerzen, Verschleiß der Gelenke, Fibromyalgie) und bei Durchblutungsstörungen.

Zu beachten:

In Zweifelsfällen wird vor Therapiebeginn ein Allergie-Test durchgeführt, um das Auftreten einer allergischen Reaktion gegen Procain auszuschließen. Die Therapie darf bei Überempfindlichkeiten (Allergien) auf lokale Schmerzmitteln nicht durchgeführt werden.

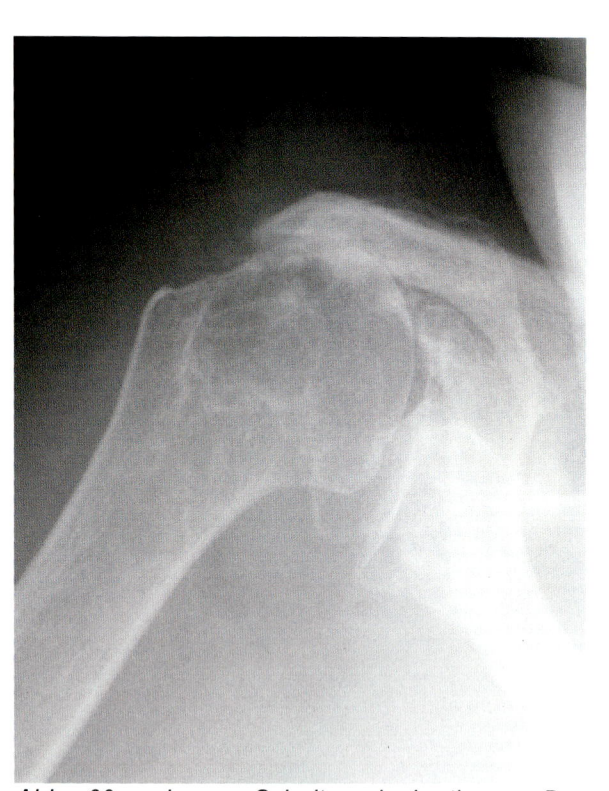

Abb. 60: schwere Schultergelenkarthrose: Der Oberarmknochen ist nach oben verschoben und reibt bei jeder Bewegung unter dem Schulterdach

Nach der Infusion sind Sie nur bedingt fahrtauglich. Sie sollten erst nach einer Stunde wieder Auto fahren.

Eine Infusionskur beträgt im Allgemeinen 10-12 Sitzungen. Eine Infusion dauert ca. 30 Minuten. Eine Infusion wird mit 36 € berechnet.

Schmerztherapie mit dem TENS-Gerät

TENS = Transkutane elektrische Nerven-Stimulation

Die TENS Therapie ist eine Heil- und Behandlungsmethode der Naturheilkunde. Die transkutane elektrische Nervenstimulation bedient sich elektrischer Reize, die über das Nervensystem körpereigene Schutz-, Kontroll-, und Regelmechanismen gefahrlos induzieren. Nebenwirkungen sind selten. Das Verfahren zählt wie die Akupunktur zu den Gegenirritationsverfahren, wobei gezielte elektrische Impulse, gestörte Nervenimpulse (welche beim Patienten Schmerzen weiterleiten) überregulieren und gegensteuern.

Anwendung

Einfache tragbare Taschengeräte garantieren eine leicht durchzuführende Therapieart. Die Elektroden des Impulsgebers werden um die schmerzenden Areale (z.B. in der Rückenregion) aufgeklebt. Die Therapie kann in der Regel vom Patienten selbstständig durchgeführt werden. Es lassen sich sowohl akute als auch chronische schmerzhafte Erkrankungen des Stütz- und Bewegungsapparates (Kreuzschmerzen, Nacken- und Kopfschmerzen), Schmerzen nach Unfällen und Operationen, Nervenschmerzen, Amputationsschmerzen behandeln.
Gerade bei Kindern kann diese Behandlung erfolgreich eingesetzt werden.

Die Therapie mit dem TENS wird zur Zeit von Ihrer gesetzlichen Krankenkasse erstattet.

Alle im Team beraten Sie gerne, wenn Sie Fragen haben!

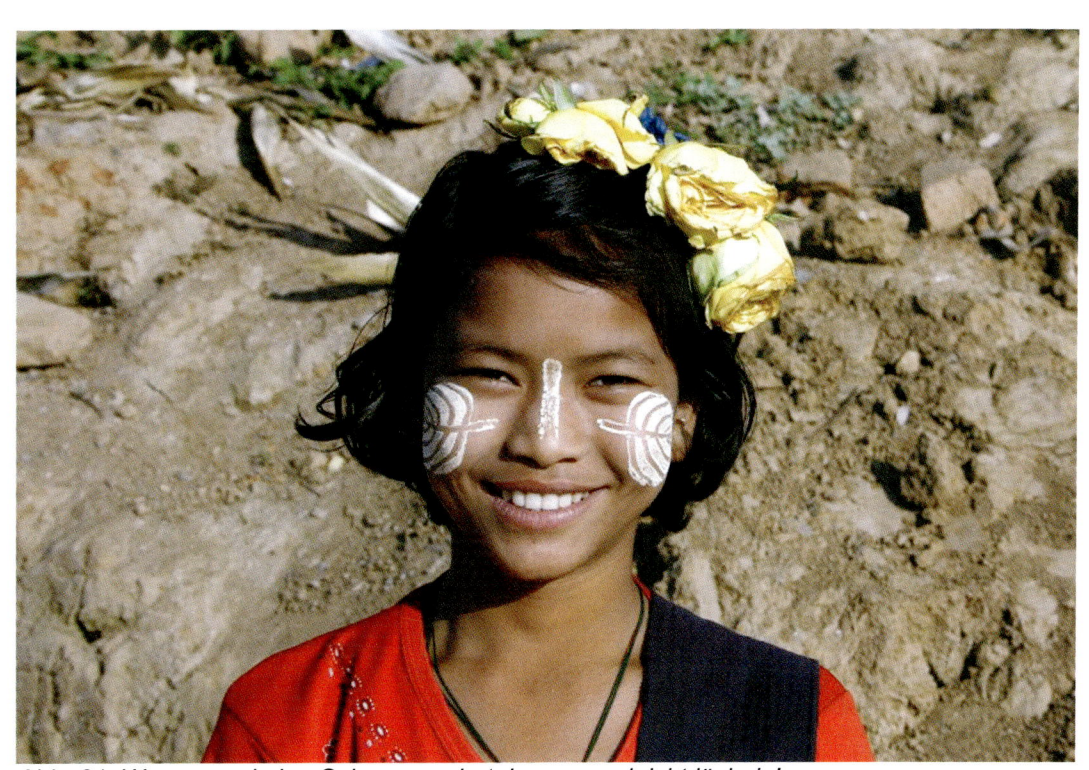

Abb. 61: Wenn man keine Schmerzen hat, kann man leicht lächeln!

Sekundennadel
chronische Schmerzen sofort bessern

Akupunktur kann sofort helfen!

Haben Sie immer wieder Schmerzen an einer bestimmten Stelle?

Schmerzen können im Körper gespeichert werden, ohne dass die eigentliche Ursache noch vorhanden ist. Dies nennt man Schmerzgedächtnis. Dieses Schmerzgedächtnis lässt sich manchmal mit einer oder nur wenigen Akupunkturnadeln sofort löschen, der Körper vergisst den Schmerz wieder.

Eventuell behandelbare Krankheitsbilder

- Tennisarm
- Kreuzschmerzen
- Schulterschmerzen
- schmerzhafte Bewegungseinschränkung der Halswirbelsäule
- Hüftschmerzen
- Knieschmerzen
- Fersenschmerzen

Behandlung

Leider liegen die Punkte, die den Schmerz beeinflussen können, nicht immer dort, wo sie der Laie vermutet. So liegt der Schmerzpunkt, der z.B. beim Tennisarm erfolgreich sein kann, am Rücken in Höhe der Schulterblätter. Wenn der Schmerzpunkt gefunden ist, wird er mit einer Akupunkturnadel angestochen. Die Nadel wird sofort wieder herausgezogen, wenn der Schmerzpunkt getroffen wurde. Nach 10 Sekunden kann ausprobiert werden, ob der Schmerz noch vorhanden ist. Evtl. ist eine Wiederholung der Behandlung an einem weiteren Punkt oder auch das Setzen einer Dauernadel sinnvoll.

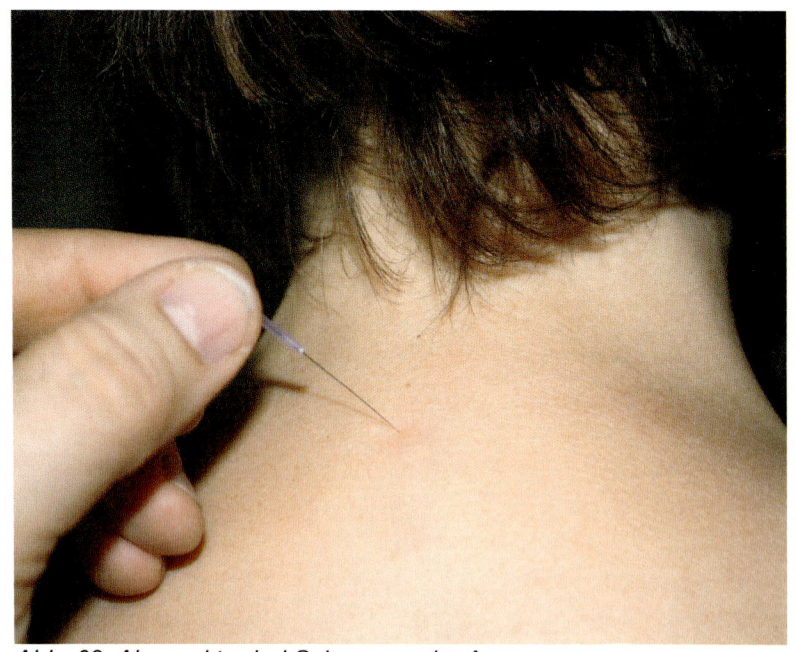

Abb. 62: Akupunktur bei Schmerzen im Arm

Wenn keine besonderen Untersuchungen notwendig sind, kostet die Behandlung 35 €.

Trigeminusneuralgie
Schmerzen wie vom Blitz getroffen!

Eine interdisziplinäre Herausforderung

Viele Menschen leiden in Deutschland an blitzartig einschießenden, mehrere Sekunden andauernden Gesichtsschmerzen im Bereich des Trigeminusnervs. Schätzungen gehen von 30.000 Erkrankten aus. Diese Trigeminusneuralgie kann für den Patienten zur Qual werden. Oft wird ein „Vernichtungs- oder Zahnbohrerschmerz" angegeben. Ausgelöst werden die Attacken zum Beispiel durch äußere Reize wie Zähneputzen, Niesen, Gähnen oder Berühren. Die Attacken können bis zu hundertmal am Tag vorkommen, aber auch über längere Zeit ausbleiben. Differentialdiagnostisch ist zu beachten, dass ein Dauerschmerz keine Trigeminusneuralgie darstellen kann.

Der Trigeminusnerv (Drillingsnerv) teilt sich auf jeder Gesichtshälfte in drei Äste:
- Augennerv (1. Ast)
- Oberkiefernerv (2. Ast)
- Unterkiefernerv (3. Ast)

Die Lebensqualität wird durch die Schmerzattacken stark beeinträchtigt. Allein die Angst vor den Schmerzattacken raubt Lebenskraft und kann bis zur sozialen Isolation führen. Nicht selten resultieren daraus Depressionen und Selbstmordgedanken bei lang anhaltenden Schmerzphasen.

Behandlung
Therapeutische Ansätze lassen sich in der Traditionellen Chinesischen Medizin (TCM) (S. 22 ff.), besonders in der Akupunktur, und in der Homöopathie (S. 18) finden. Die Sichtweise der Traditionellen Chinesischen Medizin geht von einer chronischen Blockade von Qi (Energie) durch Wind, Kälte oder Hitze mit tief greifenden Störungen im Magen- und Lebermeridian aus. Eine Therapieoption mit Keltican-Injektionen (S. 76) ist ebenfalls gut möglich. Zusätzlich setzen wir auf hochdosierte Vitamin C und B Infusionen, die als „Radikalfänger" wirken. Sie sollten zusätzlich entgiften und eine basische Ernährung einhalten.

Auch von orthopädisch-chirotherapeutischer Seite lässt sich die Trigeminusneuralgie oft bessern. Nicht selten beruhen die Schmerzen auf behandelbaren Störungen im Bereich der Halswirbelsäule.

In einem ausführlichen Gespräch wird Ihnen Ihr Arzt naturheilkundliche Verfahren und Behandlungsoptionen erläutern und Ihnen einen Therapieplan erstellen.

Das ausführliche Gespräch über naturheilkundliche Behandlungsoptionen bei einer Trigeminusneuralgie wird von Ihrer gesetzlichen Krankenkasse nicht übernommen. Das 30-minütige Gespräch wird 50 € betragen, darin inbegriffen ist der Therapieplan.

Bitte sprechen Sie uns an!

Migräne und Kopfschmerzen in den Griff bekommen

Was ist die Migräne?

Eine Vielzahl von Patienten leiden unter Migränekopfschmerzen. Während der Kopfschmerzattacke kommt es zu einer Verkrampfung der Muskulatur der Blutgefäße im Kopf, die in eine Erschlaffung übergeht. Sowohl der Krampf als auch die nachfolgende Erschlaffung der Blutgefäßmuskulatur lösen Durchblutungsstörungen aus, die mit den Symptomen eines Migräneanfalls einhergehen.

Wo liegen die Ursachen?

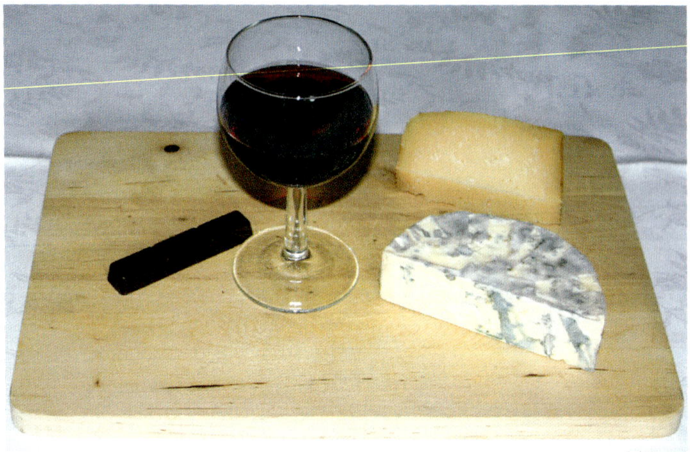

Die Ursachen sind weitgehend unbekannt. Ein Migräneanfall kann u.a. durch Ernährung (Schokolade, Käse, Rotwein, Ei), durch Blockierungen der Hals- und Brustwirbelsäule oder durch hormonelle Schwankungen ausgelöst werden. Naturheilkundlich wird oft eine chronische Übersäuerung, eine chronische Nahrungsmittelunverträglichkeit, eine Histamin-Intoleranz sowie eine Bakterienfehlbesiedlung des Darmes als Auslöser gefunden. Die Chinesische Medizin postuliert eine Leberbelastung als Hauptursache der Migräne und bietet mit der Akupunktur eine hervorragende Therapieoption.

Abb. 63: Migräne-Auslöser?

Wege aus dem Kopfschmerz

Ihr Arzt wird Ihnen in einem ausführlichen Gespräch die verschiedenen naturheilkundlichen Migränetherapien erläutern und Ihnen einen Therapieplan erstellen. Eine wichtige Therapie stellt auf alle Fälle die Akupunktur dar. Seit Jahrhunderten leistet sie gute Dienste in der Kopfschmerztherapie. Vorher sollten vorliegende Störungen an der Wirbelsäule orthopädisch untersucht und behandelt werden. Die Blockierung des obersten Halswirbels ist eine häufige Ursache der Migräne. Sie kann, nach vorheriger Röntgenuntersuchung, durch eine chirotherapeutische Behandlung beseitigt werden. Bereits eine einzige Behandlung kann die Häufigkeit und Anfallsstärke der Migräne wesentlich bessern.

Das ausführliche Gespräch mit Ihren Arzt wird nicht von Ihrer gesetzlichen Krankenkasse erstattet. Die Kosten für das Gespräch betragen 50 €.

Wenden Sie sich bei Interesse an uns oder an unser Praxis-Team!

Die Ursache chronischer Schmerzen finden

Schmerzen durch Medikamente zu unterdrücken ist keine Lösung!

Eine genaue Untersuchung könnte helfen ...

Die Ursache der Schmerzen finden ...

Die Schmerzen, die Sie empfinden, werden nicht immer dort verursacht, wo es Ihnen weh tut. Wie bei einem Phantomschmerz, bei dem der Fuß schmerzt, obwohl das Bein nicht mehr da ist, kann die Ursache der Schmerzen ganz woanders liegen. Dies liegt einerseits an dem Verlauf der Nervenbahnen (der Bandscheibenvorfall kann z.B. im Kreuz auf den Nerv drücken, der den Fuß versorgt) und andererseits an der Verarbeitung der Schmerzen im Gehirn. Erst hier im Gehirn werden die Schmerzen für uns bewusst! Es gibt zahlreiche Abschaltmechanismen, die den Verstand den Schmerz „vergessen" lassen.

Wo genau die Ursache der Schmerzen liegt, erfordert oftmals eine detektivische Suche des Arztes. Dafür muss er sich viel Zeit nehmen, die während der Kassensprechstunden in den seltensten Fällen vorhanden ist, und die auch von den Krankenkassen nicht bezahlt wird. Beispielsweise liegt die Ursache von chronischen Kreuzschmerzen oft im Darm. Wenn die Ursache der Schmerzen im Nervensystem liegt, werden die üblichen Medikamente, die nur bei Entzündungen helfen, nicht wirken. Auch im Nervensystem gibt es verschiedene Möglichkeiten für Schmerzerkrankungen. Diese können hier nicht alle aufgezählt werden.

Ausweg bei chronischen Schmerzen

Wenn erst einmal die eigentliche Ursache der Schmerzen gefunden ist, ist meistens auch eine wirksame Behandlung möglich, auch wenn Sie schon vergebliche Versuche hinter sich haben. Schmerzursachen können tatsächlich gefunden werden! Dafür sind oft Probebehandlungen notwendig, bei denen sich sofort erste Besserungen zeigen können. Manchmal müssen aber auch andere Dinge abgeklärt oder eine spezielle Diät für einige Tage eingehalten werden. Sie werden entsprechend beraten und bekommen, wenn Sie es wünschen, einen Brief mit Behandlungsempfehlungen für Ihren Arzt mit.

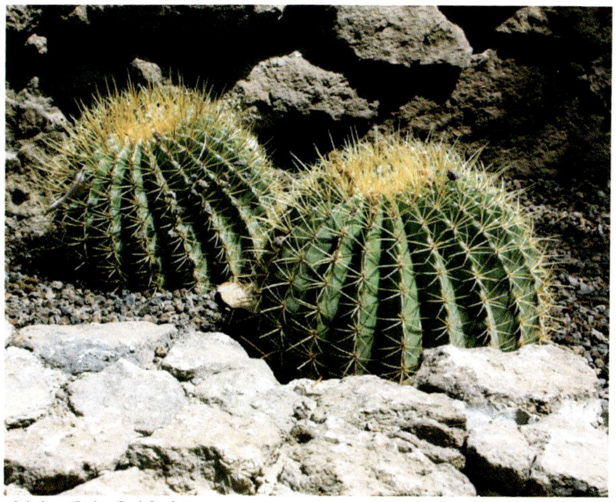

Abb. 64: 2 Kakteen

Die Kosten nach GOÄ liegen für die umfassende Untersuchung und Beratung bei ca. 60 €, wobei für eventuelle Probebehandlungen noch weitere Kosten dazu kommen können.

Einen Termin machen Sie bitte über die Anmeldung aus und achten Sie darauf, dass 30 Minuten Zeit eingeplant werden.

Behandlung von Nervenschäden und Schmerzen aller Art

Kortisonfreie Spritzenkur mit Keltican

Leiden Sie an chronischen Schmerzen des Bewegungsapparates?
Liegen Arthrosen der Wirbelsäule oder Nervenschäden vor?
Ischias-Nerv Schmerzen? Zoster-Neuralgie? Trigeminusneuralgie?

Wozu dient die Spritzenkur mit Keltican?

Wir bieten Ihnen bei Beschwerden des Bewegungsapparates mit und ohne Nervenbeteiligung eine kortison- und nebenwirkungsfreie Injektionstherapie mit dem bewährten Präparat Keltican an. Diese Kur ist sogar bei Kindern und bei Schwangeren zugelassen.

Einsatzgebiete der Kur

Keltican-Injektionen haben sich bewährt bei Nervenentzündungen und Muskelerkrankungen, insbesondere wenn Nerven des Rückenmarks betroffen sind, z.B. Halswirbelsäulensyndrom, Lendenwirbelsäulenschmerzen, Hexenschuss-Ischialgie, Schulter-Arm-Syndrom. Daneben kann Keltican eingesetzt werden bei einer Polyneuropathie (bei Zuckerkrankheit oder bei alkoholischer Nervenschädigung). Auch bei Gürtelrose (Herpes Zoster) und bleibenden Schmerzen nach Bandscheibenoperation sind vielversprechende Indikationen zur Spritzen-Kur mit Keltican. Ein weiteres Einsatzgebiet stellt die Behandlung von Trigeminusneuralgien (Gesichtsschmerzen) oder Nervenschäden nach Nervenverletzungen dar.

Wie funktioniert die Behandlung?

Die Keltican Injektionen werden zweimal wöchentlich in den Gesäßmuskel gespritzt. Eine Spritzenkur umfasst 5 Injektionen.

Die Spritzenkur mit Keltican wird nicht von Ihrer gesetzlichen Krankenkasse erstattet. Die Kosten betragen für 5 Injektionen komplett 80 Euro. In Ausnahmefällen kann eine zweite Behandlungsserie notwendig sein.

Bitte sprechen Sie uns oder unser Praxis-Team für einen Termin an.

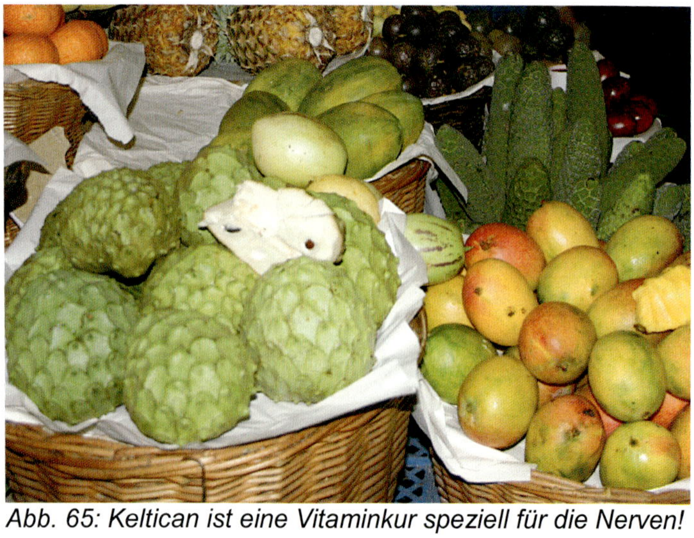

Abb. 65: Keltican ist eine Vitaminkur speziell für die Nerven!

Fallen ihnen Gegenstände aus der Hand?
Verspüren Sie Kribbeln der Hände?

Besteht bei Ihnen ein Karpaltunnel-Syndrom?

Neuere Studien bestätigen den positiven Nutzen von Schröpfverfahren bei Beschwerden des Muskel-/Skelett Apparates. Beim Karpaltunnel-Syndrom, einer Verengung der Nervendurchtrittsstelle am Handgelenk, haben Forscher herausgefunden, dass Schröpfverfahren eine deutliche Beschwerdelinderung herbeiführen können. Kennzeichen dieser Erkrankung sind nächtliches Kribbeln, manchmal auch starke Schmerzen in den Händen. Dies lässt erst nach, wenn der Arm und die Hand für eine Weile bewegt werden.

Wenn Sie sich nicht gleich operieren lassen wollen, dann bietet sich das trockene Schröpfen als naturheilkundliche Alternative an. Dabei werden im Schulter-Nacken-Bereich und vor Ort am Unterarm Schröpfköpfe aufgesetzt. Die Therapiedauer beträgt ca. 15-20 Minuten. Es sollte dabei 1-2 mal wöchentlich über 6 Wochen therapiert werden. Bei Überempfindlichkeit der Haut im Nacken ist eine Vorbehandlung mit Formica-Quaddelungen sinnvoll.

Daneben hat sich die Akupunktur in der Behandlung des Karpaltunnel-Syndroms bestens bewährt. Sie kann in Kombination mit der Schröpfung durchgeführt werden.

Achtung: Wenn die Muskulatur an der Hand schwächer und dünner wird, dann ist eine Operation meistens nicht mehr zu vermeiden.

Die Therapie mit Vakuum erzeugenden Schröpfköpfen und der Akupunktur wird beim Karpaltunnel-Syndrom nicht von Ihrer gesetzlichen Krankenkasse erstattet. Beide Therapieformen zusammen bieten wir Ihnen für 35 € pro Sitzung an.

Wenden Sie sich bei Interesse an uns oder an unser Praxis-Team!

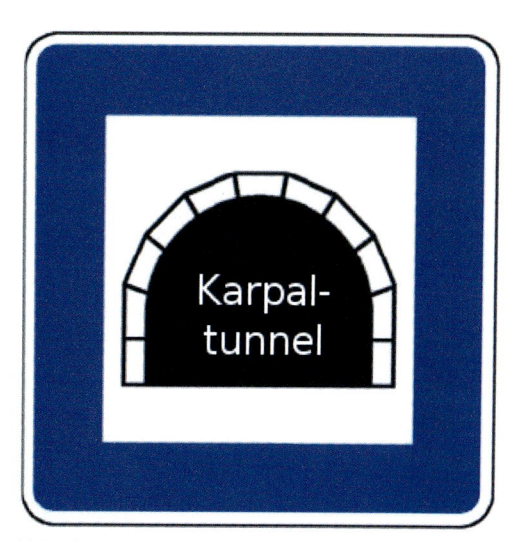

Abb. 66: Vorsicht: Karpaltunnel

Leiden Sie unter Schmerzen und Bewegungsdrang Ihrer Füße?

Unruhige Beine – Restless legs

In der Naturheilkunde sind an erster Stelle die nicht-medikamentösen Therapieverfahren zu nennen, die zumindest bei leichteren Fällen Erfolg versprechen. Ein Großteil davon lässt sich als Kneipp-Therapie bezeichnen. Auf jeden Fall ist bei dieser Erkrankung eine gesunde Lebensweise wichtig.

1. Bewegung - Ein Spaziergang vor dem Schlafengehen, eine kleine Radtour (zur Not auch auf dem Heimtrainer) oder Gymnastik in allen Varianten sind oft hilfreich. Das nächtliche Umherwandern ist ja häufig die intuitive und notgedrungene Selbsthilfe. Regelmäßige Bewegung kann aber offenbar mehr als nur kurzfristig die Beschwerden bessern.

2. Wasseranwendungen - Kneippsche Wechselgüsse (warm-kalt) und kalte Fußbäder oder kalte Duschen bringen zumeist kurzfristige Linderung.

3. Ordnungstherapie – Zu einer gesunden Lebensführung gehören regelmäßige Schlafenszeiten, wobei Schlafstörer wie Kaffee und Alkohol vermieden werden sollten. Auf den Mittagsschlaf sollte verzichtet werden, um die Nachtruhe voll auszuschöpfen.

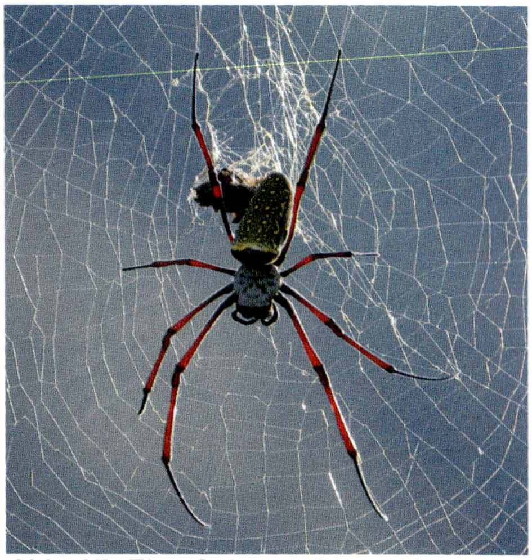

Abb. 67: Eine Spinne mit unruhigen Beinen hätte viermal mehr Probleme!

Schwerere Fälle benötigen eine intensivierte Therapie, da oft zusätzliche Erkrankungen wie z.B. Diabetes mellitus vorhanden sind. Durchblutungsstörungen der Beine im Sinne einer pAVK – periphere arterielle Verschlusserkrankung – erschweren häufig die Therapie. Folgende intensivierte Therapieoptionen kommen je nach vorliegendem Fall in Frage:

- Traditionelle Chinesische Medizin – TCM (S. 22 ff.) mit einer Kombination von Akupunktur und Chinesischer Kräuterheilkunde
- Anregung der Mikrozirkulation im Gehirn und in den Gefäßen der Beine durch eine Eigenbluttherapie mit einem Sauerstoff-Ozon-Gemisch (S. 45). Das Verfahren nennt sich die HOT - Hämatogene Oxidationstherapie nach Prof. Wehrli.
- Baseninfusionen bei schweren Übersäuerungszuständen
- Im Anschluss an die Baseninfusionen Gabe von Entsäuerungstabletten und Sanuvis.
- Homöopathie (S. 18) nach genauer Erstanamneseerhebung
- Infusionen mit Cholinchlorid

Was im Einzelfall zur Anwendung kommt, klärt der betreuende Arzt mit Ihnen. Sie bekommen einen genauen Therapieplan. Das ausführliche Gespräch über ergänzende naturheilkundlich Therapien wird Ihnen mit 50 € in Rechnung gestellt.

Schmerzen Ihre Beine und Füße? Empfinden Sie Ameisenlaufen?

Periphere Neuropathie ursächlich behandeln

Liegt eine Nervenstörung vor?
Eine Polyneuropathie?

Nicht selten beklagen Patienten mit einer peripheren Polyneuropathie (Nervenschädigung) ein Gefühl von Ameisenkribbeln, Brennen gepaart mit stechenden Schmerzen in den Beinen und Füßen. Ein strumpfartiges Taubheitsgefühl kann vorhanden sein. Zumeist beginnt das Erkrankungsbild schleichend und wird erst spät erkannt. Wichtig ist zu verstehen, dass das gesamte Organsystem der Nerven geschädigt wird.

Mögliche Auslöser

Die häufigsten Ursachen sind Diabetes und chronischer Alkoholgenuss. Schwermetalle sind noch als Auslöser bekannt (Arsen, Blei, Quecksilber oder Benzol). Nicht zu vergessen sind Chemotherapeutika, welche einen fast unbeeinflussbaren Nervenschaden der Hände, Beine und Füße hinterlassen.

Naturheilkunde und Polyneuropathie

Ihr "Stoffwechsel" muss längerfristig saniert werden. Dazu bietet die Naturheilkunde diverse Therapieverfahren an. Neben durchblutungsfördernden Substanzen wie Ginkgo, B-Vitaminen, Spenglersanen (S. 60) und dem Einsatz von sogenannten Radikalfängern (Vitamin C/E, Glutathion) kann ein homöopathischer Therapieversuch unterstützend eingesetzt werden. Eine basenlastige Ernährung und die klassischen Wasseranwendungen nach Pfarrer Kneipp sind dabei sehr wichtig. Reicht dies nicht, kommen Baseninfusionen zum Einsatz.

Traditionelle Chinesische Medizin

Abb. 68: Ob der Baum Ameisenlaufen spürt?

Hervorzuheben sind die Jahrtausende alten Erfahrungen der Traditionellen Chinesischen Medizin (S. 22). Daher bietet sich eine Akupunkturbehandlung an. Injektionen mit Keltican sind oft zusätzlich sinnvoll.

In einem ausführlichen Gespräch wird Ihnen Ihr Arzt naturheilkundliche Therapieoptionen bei Polyneuropathien darlegen und Ihnen am Ende einen Therapieplan erstellen.

Das ausführliche Gespräch über naturheilkundliche Therapien wird nicht von Ihrer gesetzlichen Krankenkasse erstattet. Das Gespräch wird mit 50 € berechnet.

Abgeschlagen, matt, antriebslos?

Dann empfehlen wir eine Thymus-Kur

Was ist die Thymustherapie?

Die Thymusdrüse ist ein wichtiges Organ der Immunabwehr. Zu finden ist sie hinter dem Brustbein. Sie schult die T-Lymphozyten (weiße Blutkörperchen) bei ihrer Abwehrfunktion im menschlichen Körper. Einmal erlernte Abwehraufgaben werden so schnell wieder abrufbar gespeichert. Bei der Thymustherapie werden Thymusextrakte aus der Thymusdrüse von Tieren verwendet. Die Hersteller diese Extrakte garantieren nach heutigem Wissenstand dafür, dass die hergestellten Extrakte frei von Krankheitserregern sind. Das Anwendungsgebiet ist vielfältig. Eingesetzt wird die Therapie bei Arthrose, chronischer Polyarthritis, als Zusatzbehandlung von bösartigen Krankheiten (biologisch begleitende Krebstherapie), zur Steigerung der Abwehrkräfte und zur Therapie von Autoimmunerkrankungen.

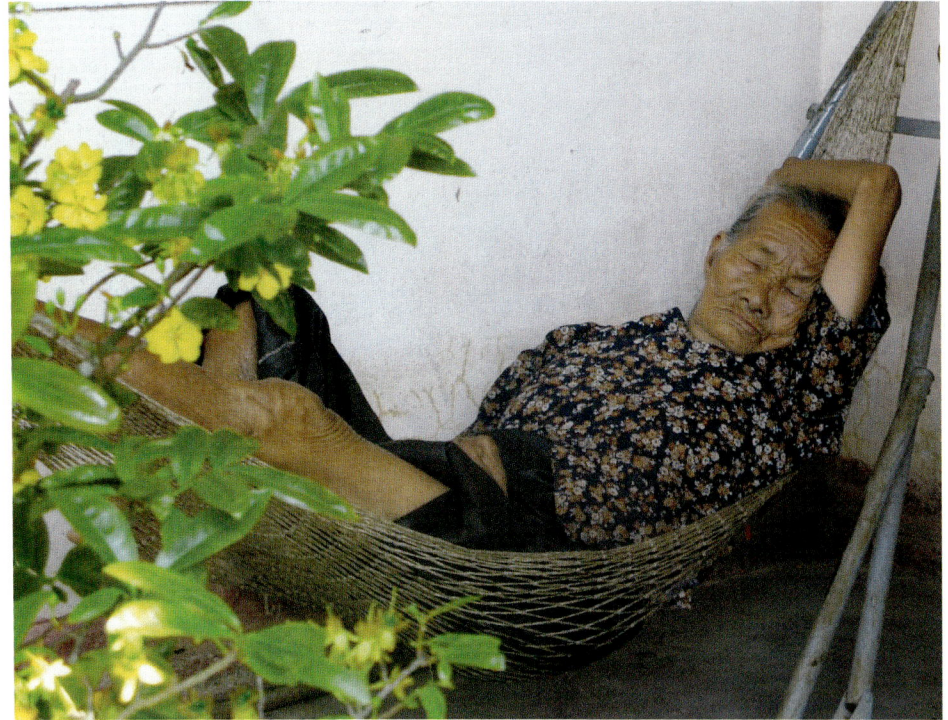

Abb. 69: Mittagsschläfchen in der Hängematte

Wie wird die Thymustherapie durchgeführt?

2 x wöchentlich wird das Thymuspräparat in den Gesäßmuskel gespritzt. Die ganze Kur dauert 5 Wochen, insgesamt sind es 10 Injektionen in den Gesäßmuskel. Die Kur kann jederzeit verlängert oder wiederholt werden.

Die Thymustherapie wird nicht von Ihrer gesetzlichen Krankenkasse erstattet. Die ärztlichen Leistungen werden mit 75 € (für 10 Injektionen) berechnet, dazu kommen noch die Materialkosten.

Schmerzen am Kiefergelenk? Knirschen der Zähne?

Auch hier kann die Naturheilkunde helfen

Nicht nur eine Aufgabe für den Zahnarzt und Kieferorthopäden

In einer immer schnelllebigeren Zeit mit steigenden Belastungen am Arbeitsplatz steigt der Stressfaktor in ungeahnte Höhen. Dies zeigt sich nicht nur am nächtlichen Zähneknirschen, sondern kann auch an der Zunahme der Schulter-Nacken-Verspannungen in der alltäglichen Praxis. Kiefergelenkbeschwerden gehören in die Hand eines ganzheitlich arbeitenden Therapeuten. Nicht selten sind auch Störungen im Bewegungsapparat beteiligt, die einer begleitenden orthopädischen Abklärung bedürfen.

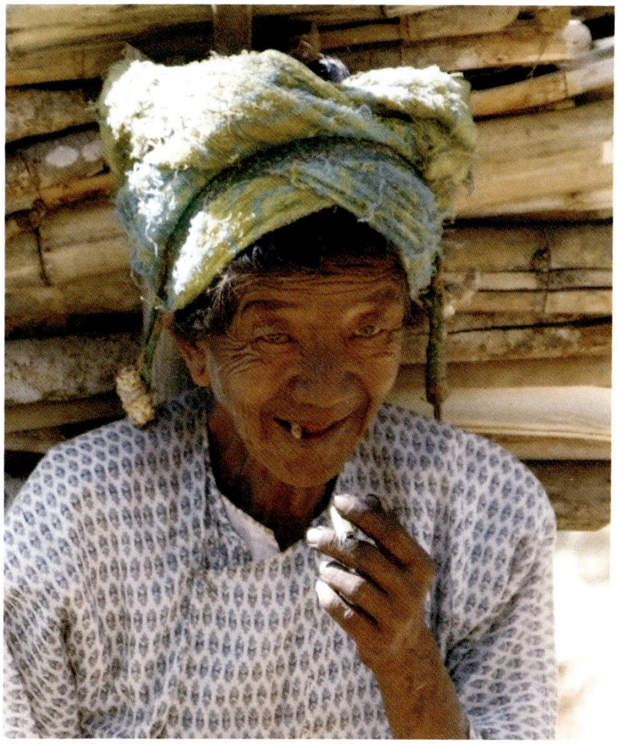

Was ist zu tun bei Kiefergelenkbeschwerden?

Neben einer kieferorthopädischen Behandlung des Bisses sollte immer eine begleitende Akupunkturbehandlung erfolgen. Um das Kiefergelenk herum befinden sich viele Akupunkturpunkte. Einige Meridiane haben eine enge Beziehung zum Kiefergelenk. Bei Frauen (oft bedingt durch Wechseljahresbeschwerden) ist der endokrine Meridian oft gestört, bei Männern steht der Magenmeridian bei häufig vorliegendem Stress im Vordergrund. Daneben spielt der Dünndarm- und der Gallenblasenmeridian noch eine Rolle. Im Ohr selber

Abb. 70: Wer kaum noch Zähne hat, hat kein Problem mit Zähneknirschen!

finden sich spezifische Schmerzpunkte bei Kiefergelenkproblemen und Beschwerden der HWS (Halswirbelsäule). Entspannende, vegetativ ausgleichende Punktareale komplettieren die Ohr Akupunktur. Zur allgemeinen Entschlackung des Bindegewebes im oberen Rückenbereich und der Muskulatur empfehlen wir Ihnen die Petechiale Saugmassage nach Zöbelein (PSM). Es ist ein bewährtes Verfahren um den Muskeltonus zu erniedrigen. Homöopathische Präparate unterstützen den Heilungsverlauf zusätzlich. Immer sollte auch die Halswirbelsäule von orthopädischer Seite überprüft werden!
In einem ausführlichen Gespräch wird Ihnen Ihr Arzt Ihren persönlichen Therapieplan erläutern.

Das ausführliche Gespräch über 20 Minuten wird nicht von Ihrer gesetzlichen Krankenkasse erstattet. Die Kosten für das ausführliche Gespräch betragen 30 €.

Bitte sprechen Sie uns an!

Der OroTox-Test

Können wurzelbehandelte Zähne Ihren Körper belasten?

Tote Zähne sondern Substanzen ab, die aus bakteriellen Zersetzungsprozessen der abgestorbenen Nerv-, Lymph- und Blutgefäßreste des Zahninneren stammen. Diese Stoffe lagern sich um die Zähne herum im Kieferknochen ab. Einige dieser Bakterien und Giftstoffe werden über die Mundhöhle oder die Blutbahn vom Körper aufgenommen, systematisch verbreitet und können sich so in den Geweben des Organismus einlagern.

Man vermutet heute, dass zwischen diesen Giftstoffen und den nachfolgend aufgeführten Erkrankungen ein Zusammenhang besteht: Infektionen des Herzens, Infarkte, Schlaganfälle, Bluthochdruck, Arteriosklerose, Augenleiden, Lungenentzündungen, Bluterkrankungen, Entzündungen der Gelenke (Rheuma!), Infektionen an Implantaten (Hüfte/Knie) und niedrige Geburtsgewichte. Insgesamt kommt es zu einer Belastung des Immunsystems.

So lässt sich herausfinden, ob ein wurzelgefüllter Zahn bereits schädliche Giftstoffe absondert und besser entfernt werden sollte, oder ob dieser Zahn zwar "tot" ist, aber er in seinem jetzigen Zustand (noch) im Mund bleiben kann. Oft stützt so ein Zahn eine Brücke, die nach seiner Entfernung keinen Halt mehr hätte. In solch einem Fall kann der Zahnarzt vorsorglich ein (schlafendes Keramik-) Implantat platzieren. Damit steht im Fall einer später vielleicht doch notwendigen Zahnentfernung sofort ein Brückenpfeiler zur Verfügung.

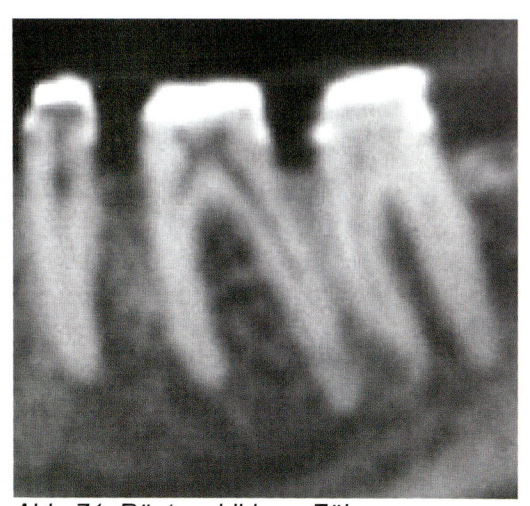

Abb. 71: Röntgenbild von Zähnen

In Kombination mit Quecksilber aus den Amalgamfüllungen potenzieren sich diese Giftstoffe zu weit giftigeren Verbindungen. Neuere Forschungen sehen in der Giftbelastung sogar die Ursachen für die Alzheimer-Erkrankung.

Müssen jetzt alle wurzelbehandelten Zähne gezogen werden?

Aufgrund dieser Erkenntnisse und der Tatsache, dass man nicht alle toten Zähne sofort extrahieren kann, wurde ein spezielles Testverfahren entwickelt. Mit Hilfe dieses absolut schmerzfreien Tests lassen sich bei toten Zähnen die Giftstoffe nachweisen, ohne dass die Zähne gleich entfernt werden müssen.

Der Test kostet einschließlich aller Materialien ca. 70 Euro.

Wenden Sie sich bei Interesse an uns oder an unser Praxis-Team!

Lymphozytentransformations-Test (LTT)

Zahn-/Kieferkrankheiten mittels Bluttest erkennen

Was ist der Lymphozyten-Transformations-Test (LTT)?
Heute ist es möglich mittels eines einfachen Bluttests zu zeigen, dass wurzelbehandelte Zähne an chronischen Erkrankungen beteiligt sein können.

Was kann der Test zeigen?
Die Wurzelbehandlung der Zähne ist naturheilkundlich umstritten. Marktote Zähne (wurzelbehandelte Zähne) können einen Fokus (Störfeld) für eine immunologische Unverträglichkeitsreaktion darstellen. Selbst mit noch so perfekten Methoden der Wurzelkanalbehandlung gelingt es nicht, organisches Gewebe vollständig aus dem Wurzelkanal zu entfernen. Somit entstehen zwangsläufig Eiweißzerfallsprodukte, aus denen sich toxische und potentiell immunogene Stoffe wie Mercaptane, Thioether (organische Zerfallsprodukte – Leichengifte) und andere Substanzen bilden. Die Toxizität dieser Produkte ist seit längerem bekannt. Chronische Erkrankungen haben oftmals einen Ursprung in wurzelbehandelten Zähnen und wirken zumindest verstärkend auf die Krankheitssymptomatik. Naturheilkundlich praktizierende Zahnärzte kennen diese Thematik.

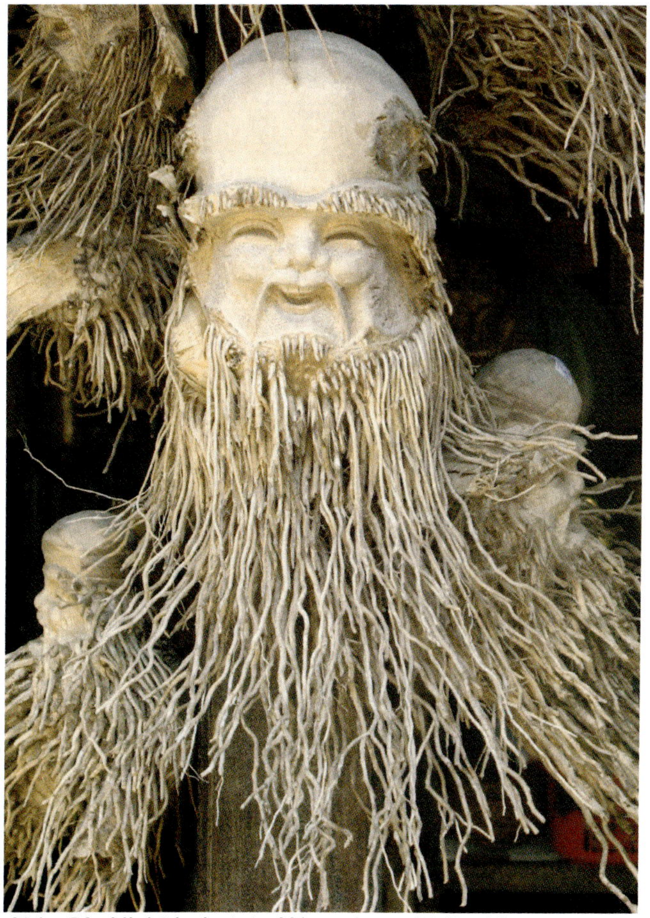

Untersuchungsmaterial
Ein 5 ml Heparin-Blutröhrchen wird benötigt. Das Blut muss innerhalb von 24 h im Labor sein!

Der LTT auf Mercaptane und Thioether wird nicht von Ihrer gesetzlichen Krankenkasse erstattet. Die Laborkosten mit anschließendem Abschlussgespräch beläuft sich als Selbstzahlerleistung auf 125 €. Ihr Arzt erläutert Ihnen dann das Ergebnis.

Abb. 72: Nicht jede tote Wurzel macht Probleme ...

Der LSA-Test (lipidgebundene Sialsäure)

Neuer Bluttest gibt mehr Sicherheit in der Krebsvorsorge

Rechtzeitige Tumordiagnose ist entscheidend

Die frühzeitige Diagnose von bösartigen Tumoren ist ein entscheidender Faktor für eine erfolgreiche Therapie. Sie hilft uns zum einen, Ihnen die bestmögliche Sicherheit zu geben, und zum anderen hilft sie, die enormen medizinischen gesundheitspolitischen und volkswirtschaftlichen Konsequenzen dieser Erkrankungen abzumildern.

Lipidgebundene Sialsäure

LSA steht für lipidgebundene Sialsäure und ist ein genereller, nicht gewebsspezifischer Tumormarker. Er steht im Gegensatz zu weitgehend organspezifischen Tumormarkern wie den Parametern: CEA, CA 19-9, CA 15-3 (Von diesen Blutmarkern haben Sie vielleicht schon gehört). Dieser im Blut zirkulierende Marker (LSA) bietet die Möglichkeit Tumorerkrankungen zu erkennen und das Ausmaß einer Erkrankung zu bestimmen. Darüber hinaus kann die simultane Messung der LSA-Bestimmung zu anderen Tumormarkern eine bedeutend bessere Diagnose ermöglichen.

Die gesetzlichen Krankenkassen erstatten den Laborparameter LSA nicht. Gegen eine Laborpauschale von 42 Euro bestimmen wir Ihnen den LSA Wert. Damit bekommen Sie mehr Sicherheit, dass Sie nicht von einem bösartigen Tumor befallen sind. Dazu wird Ihnen einmalig ein Röhrchen Blut abgenommen und in ein Speziallabor geschickt.

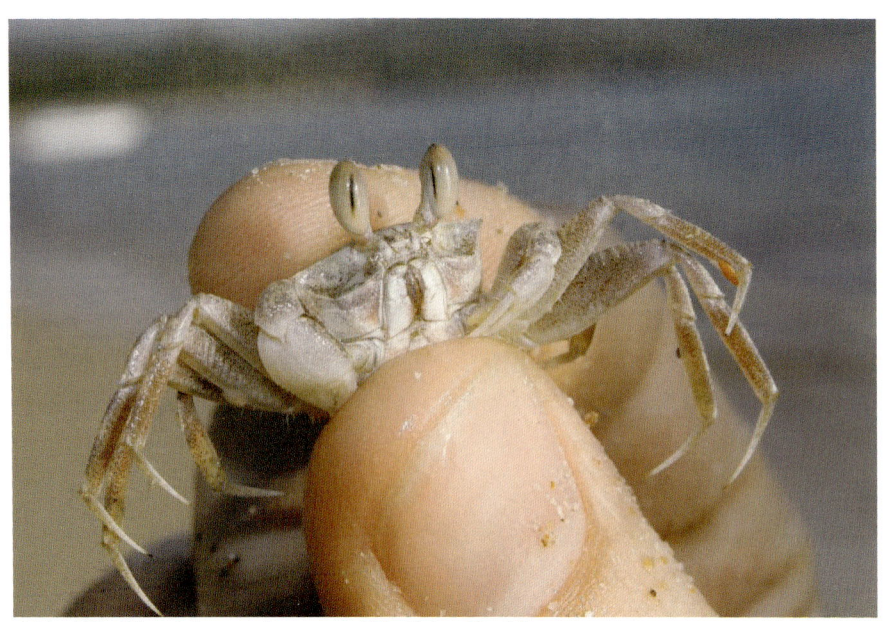

Abb. 73: Dies ist nur eine ungefährliche Krabbe

Der Carcino-Chromat-Test (CCR-Test)

Urinuntersuchung gibt mehr Sicherheit in der Krebsvorsorge

Jeder Test auf Krebserkrankungen hat seine Grenzen

Die ausgeprägte Vielfältigkeit der Ursachen und der Erscheinungsformen von Krebserkrankungen stellt höchste Ansprüche an die Diagnostik. Im Blut zirkulierende Tumormarker bieten die Möglichkeit bösartige Tumore zu erkennen, das Ausmaß einer Erkrankung zu erfassen und die Therapie zu verfolgen. Weiterhin gilt es frühzeitig Rezidive anzuzeigen. In der Kombination neuer und bekannter Untersuchungsmethoden kann eine Früherkennung (Verlaufs-/Rezidivkontrolle) weitgehend gesichert werden. Wir geben dem interessierten und familiär belasteten Menschen die Möglichkeit, mit Hilfe komplexer diagnostischer Bestimmungsmethoden weitgehend einen Krebs auszuschließen bzw. frühzeitig zu erkennen.

Das Eiweißmolekül Carcino-Chromat

Der Nachweis von Carcino-Chromat (Eiweißmolekül) im Urin ist ein genereller, nicht gewebsspezifischer Tumormarker. Der Nachweis steht im Gegensatz zu weitgehend organspezifischen Tumormarkern wie den Parametern: CEA, CA 19-9, CA 15-3 und ähnlichen. Dieser Eiweißnachweis im Urin bietet die Möglichkeit Tumorerkrankungen zu erkennen und das Ausmaß einer Erkrankung zu bestimmen. Darüber hinaus kann die simultane Messung der LSA-Bestimmung zu anderen Tumormarkern eine bedeutend bessere Diagnose ermöglichen.

Die gesetzlichen Krankenkassen übernehmen nicht die Kosten der Urinuntersuchung auf Carcino-Chromat. Gegen eine Laborpauschale von 60 Euro (darin inbegriffen ist die Erläuterung der Ergebnisse) bestimmen wir Ihnen die Carcino-Chromate im Urin als privatärztliche Leistung. Damit bekommen Sie mehr Sicherheit, dass Sie nicht von einem bösartigen Tumor befallen sind.

Spezial Labor

Harndiagnostisches Laboratorium Dr. Gutschmidt

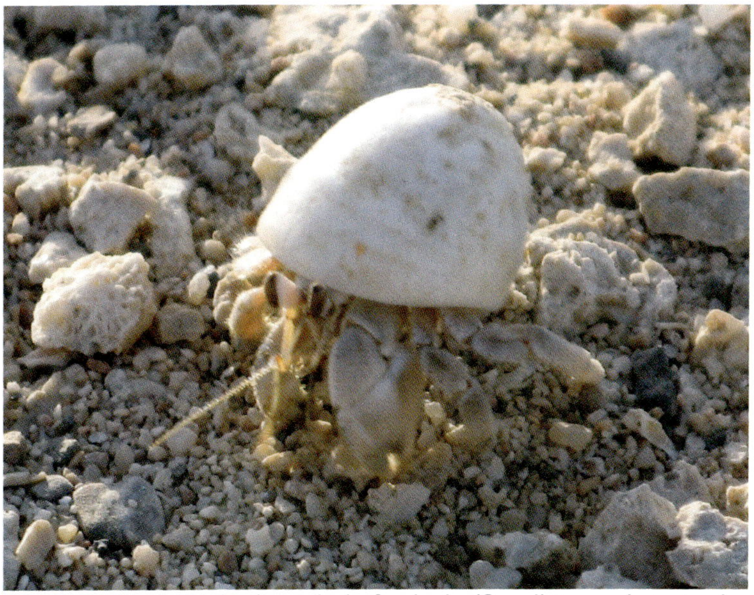

Abb. 74: Einsiedlerkrebse sind oft winzig (Sandkörner darunter im Vergleich) und schwer zu entdecken!

Wenden Sie sich bei Interesse an uns oder an unser Praxis-Team!

Was hat Glutathion mit (Zell-) Alterung und Krebs zu tun?

Ein Bluttest kann Klärung bringen

Der in den Blutzellen vorhandene Glutathion-Spiegel ist ein mengenmäßiges Maß für Vitalität, Gesundheit und Alterungszustand der Körperzellen. Als überall vorkommendes Eiweißmolekül (Tripeptid) ist Glutathion lebenswichtig an zahlreichen biochemischen Prozessen beteiligt. Es reguliert die Zellteilung, hilft bei der Reparatur schadhafter DNA (Träger der Erbsubstanz), trägt zur Entgiftung bei, erhöht die Aktivität von Abwehrzellen und wirkt als Antioxidans (Radikalfänger).

Entscheidend für den Zellschutz ist der Spiegel an reduziertem Glutathion (GSH) innerhalb der Zelle. Der Quotient aus der vorliegenden Menge an reduziertem und oxidiertem Glutathion spiegelt die aktuelle Belastung der Zelle wider.

Bei zahlreichen Krankheitsbildern wird eine Verschiebung des Glutathion-Status in Richtung oxidiertes Glutathion beobachtet:

- Krebserkrankungen, Immunschwäche
- Arteriosklerose, Diabetes mellitus
- Morbus Alzheimer, Morbus Parkinson
- Asthma bronchiale
- Multiple Sklerose
- Rheumatoide Arthritis
- Grauer Star

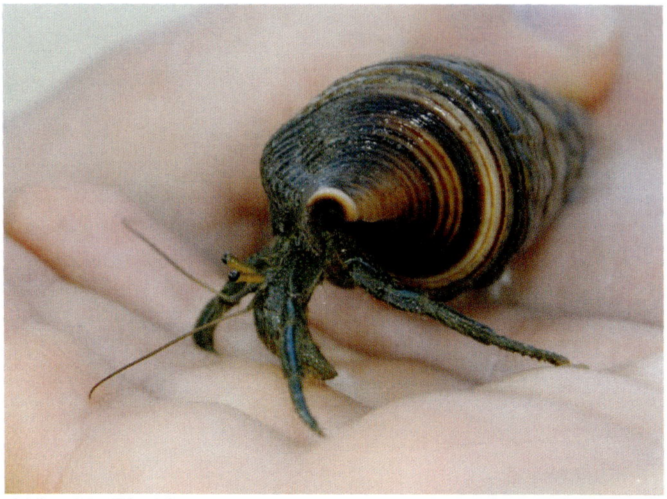

Abb. 75: Ein kleiner Krebs auf der Hand (Einsiedlerkrebs)

Tierversuche und erste klinische Studien sprechen für eine Verbesserung der Verträglichkeit von Chemo- und Strahlentherapien durch die Glutathion-Versorgung. Es gibt bereits Hinweise, dass reduziertes Glutathion sowie hochdosiertes in die Vene gegebenes Vitamin C zur Rückbildung von Metastasen und Rezidiven beiträgt. Erste Labor- und Tierversuche sprechen dafür, dass Glutathion das Wachstum von Tumorzellen hemmt und den programmierten Zelltod von Krebszellen beeinflusst.

Ursache für Abweichungen vom Normalwert

Bei erhöhtem Stoffwechselbedarf durch z. B. Erkrankung, starke körperliche Betätigung oder Stress kann der zelluläre Glutathion-Bedarf oft nur unzureichend gedeckt werden. Bei genetisch bedingter Schwäche des Glutathion-Stoffwechsels werden vermehrt Neoplasien (Krebserkrankungen) beobachtet.

Die gesetzliche Krankenkasse kommt nicht für die Kosten der Glutathion-Bestimmung auf. Die reinen Laborkosten belaufen sich zur Zeit auf ca. 140 €. Unsere Beratungskosten belaufen sich auf ca. 20 €.

Prostatakrebs-Früherkennung

Früherkennung durch Bluttest: Der neu entwickelte Tumormarker PCA3 (Prostata Cancer Gene 3) Test

Je früher ein Prostatakrebs erkannt wird, desto besser kann er therapiert werden. Wie auch bei vielen anderen Krebserkrankungen fehlen häufig die Frühsymptome, so dass nur regelmäßige Vorsorgeuntersuchungen die Erkrankung im Anfangsstadium erkennen können.

Mehr Sicherheit durch laborchemische Untersuchungsmethoden Ihres Blutes.

Der PCA3-Test wird nicht von Ihrer gesetzlichen Krankenkasse erstattet und wird mit 335 € berechnet. Unsererseits kommen Kosten für die Laborabnahme und das Abschlussgespräch. Insgesamt erwartet Sie ein Rechnungsbetrag von 350 €.

Unsere Früherkennungsmaßnahme: PSA-Bestimmung

Was ist eine PSA-Bestimmung?
Eine PSA-Bestimmung ist eine Bestimmung des prostataspezifischen Antigens (PSA) und wird zunehmend zur Früherkennung des Prostatakarzinoms (Prostatakrebs) eingesetzt.

Wie funktioniert eine PSA-Bestimmung?
Zur Erfassung Ihres PSA-Wertes wird ein Bluttest durchgeführt. Hierfür wird Ihnen eine geringe Menge Blut mittels einer dünnen Kanüle abgenommen. Mit Hilfe des Bluttests kann ich Ihr prostataspezifisches Antigen (PSA), welches ausschließlich im Prostatagewebe gebildetes Protein ist, bestimmen.

Die PSA-Bestimmung wird in der Vorsorge nicht von Ihrer gesetzlichen Krankenkasse erstattet. Die Kosten für diese Untersuchung betragen 30 €.

Bei Fragen stehen wir Ihnen jederzeit gerne zur Verfügung.

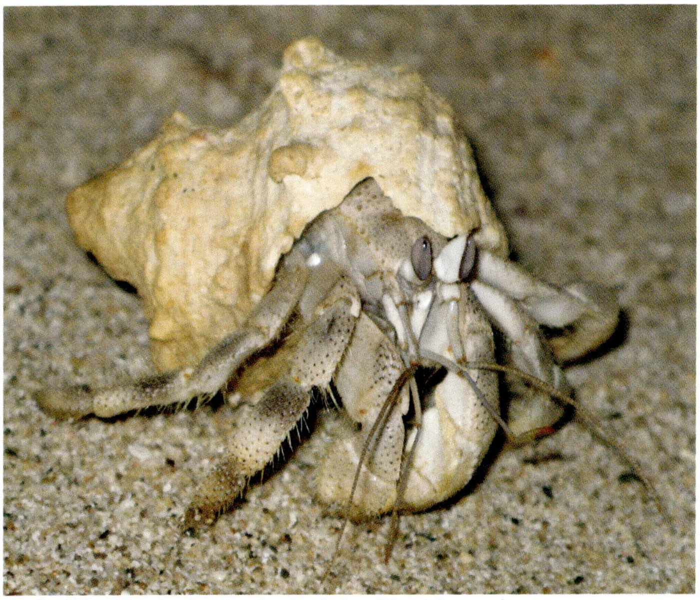

Abb. 76: Einsiedlerkrebs bei der Nachtwanderung

Blasenkrebs rechtzeitig erkennen

Mehr Sicherheit durch neuen Urintest - NMP22

Allein in Deutschland erkranken jährlich etwa 24.700 Menschen an Blasenkrebs, und etwa 6000 Menschen sterben jährlich an dieser Erkrankung.

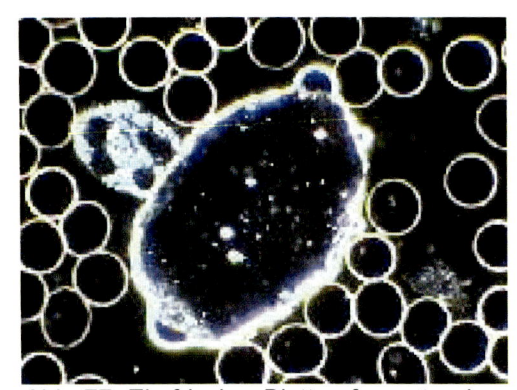

Abb. 77: Ein frischer Bluttropfen unter dem Dunkelfeldmikroskop (S. 17) zeigt hier den Hinweis auf eine chronische Harnwegserkrankung.

Ein schneller, preiswerter und zuverlässiger Test lässt jetzt nach Aussagen amerikanischer Wissenschaftlern hoffen, Blasenkrebs frühzeitig zu erkennen. Neben der Blasenspiegelung und der visuellen Untersuchung des Urins auf bösartige Zellen ergänzt der neue Urin-Test die Diagnostik bei der frühzeitigen Erkennung von Blasenkrebs. Der NMP22-Test überprüft den Urin auf ein Protein, das anzeigt, ob ein Tumor vorhanden ist. Das Ergebnis liebt bereits nach einer Stunde vor.

Visuelle Methoden (Spiegelung und Urinuntersuchung) weisen in erster Linie auf Blutungen oder Entzündungen hin, so dass Tumore durchaus übersehen werden können. Folglich sind weitere Tests für eine sichere Diagnose erforderlich. Der Urintest auf NMP22 wurde durch die amerikanische Gesundheitsbehörde FDA zugelassen.

Dieser Test NMP22 ergänzt als immunologischer Test die Zystoskopie (Blasenspiegelung). Beide gemeinsam erhöhen die diagnostische Sicherheit für Arzt und Patient!

Der Test auf NMP22 im Urin wird nicht von den gesetzlichen Krankenkassen übernommen. Er kostet 40 €.

Bitte sprechen Sie uns an!

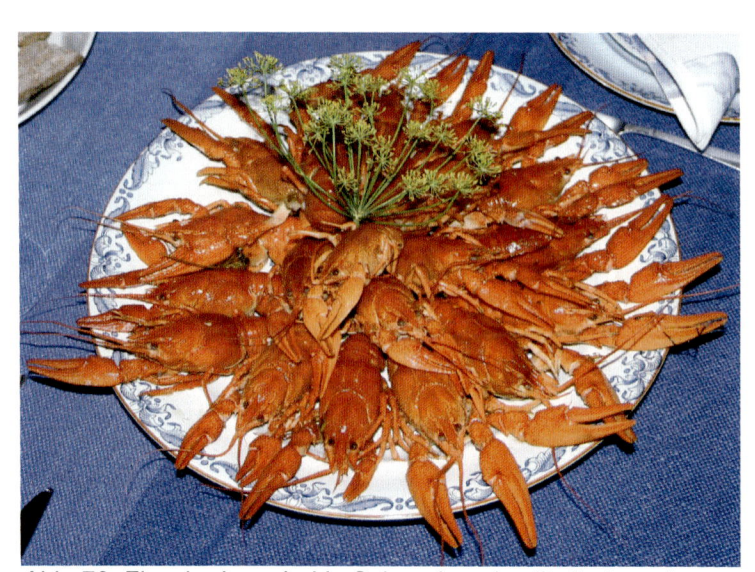

Abb. 78: Flusskrebse sind in Schweden eine Delikatesse!

Mehr Sicherheit in der Darmkrebsvorsorge

Haemoccult-Test und M2-PK-Test

Der Darmkrebs ist die zweithäufigste Krebstodesursache in der westlichen Welt. Das neu konzipierte Programm zur Früherkennung kolorektaler Karzinome bietet nunmehr mit dem zusätzlichen Angebot der Darmspiegelung (Koloskopie) die Chance, bereits Vorstufen von Krebs zu entdecken und zu entfernen. Es werden ab jetzt zwei verschiedene Untersuchungsmethoden der Früherkennung angeboten.

Der Papierstreifentest (Haemoccult-Test)

Der Papierstreifen Test ist nicht perfekt. Blutspuren im Stuhl können viele Ursachen haben, wie z.B. Blutungen aus Hämorrhoiden (ein positiver Test ist jedoch selbst bei blutenden Hämorrhoiden meist eine Hinweis auf eine andere Blutung im Magen-Darm-Bereich und nicht auf die Hämorrhoiden). Manchmal zeigt der Test nach dem Verzehr von bestimmten Nahrungsmitteln (z.B. manchen Gemüsesorten, Fleisch, Wurstwaren, Blutwurst) und Medikamenten (Eisentabletten, Aspirin und Vitamin C etc.) fälschlicherweise die gleiche Reaktion wie bei Blutspuren an, obwohl kein Blut im Stuhl ist.

Ein negativer Test, d.h. kein Blutnachweis im Stuhl, ist auch kein sicherer Beweis, dass kein Dickdarmkrebs vorliegt, denn ein Tumor kann, muss aber nicht immer bluten. Daher sollten Sie wissen - auch mit einem unauffälligen Testergebnis gilt es, auf Auffälligkeiten beim Stuhlgang zu achten, aber auch auf neu aufgetretenen Durchfall oder Verstopfung. Dann sollten Sie Rücksprache mit uns halten.

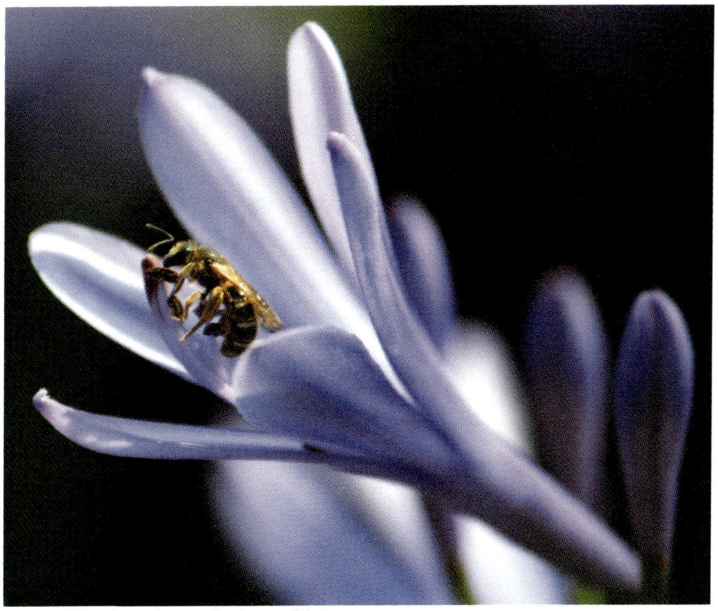

Abb. 79: Insekt auf einer Blüte

Der M2-PK Stuhl-Test

In eigener Sache bieten wir Ihnen als sinnvollen Zusatztest eine weitere Laboruntersuchung an. Ergänzend zum Haemoccult bietet sich der erst seit neuestem bekannt gewordene spezifische Tumormarker im Stuhl Tumor-M2-PK an. Dieser wird enzymatisch in einer Stuhlprobe nachgewiesen.

Zur Zeit werden die Kosten nicht von den gesetzlichen Krankenkassen getragen. Gegen eine Laborpauschale von ca. 40 € führen wir diesen Test durch.

Biologisch begleitende Tumortherapie

Infusionen, Eigenbluttherapie, Spritzen etc.

Bösartige Erkrankungen nehmen weltweit zu und befallen zunehmend jüngere Menschen. Naturheilkundlich ergänzende Therapieverfahren bieten eine sinnvolle Ergänzung

Was sind biologisch begleitende Therapieverfahren?

Das Konzept der biologisch begleitenden Krebstherapie ist zusätzlich zu den universitären tumorreduzierenden Therapieformen (Operation, Bestrahlung oder Chemotherapie) zu verstehen. Die biologisch begleitenden Therapieverfahren können vor, während und nach den üblichen schulmedizinischen Verfahren zum Einsatz kommen. Alle verwendeten Verfahren zielen auf eine Tumorreduktion und Stärkung des Immunsystems. Zu den ergänzenden Therapieverfahren gehören u.a. die Infusionstherapie mit hochdosiertem Vitamin C und Glutathion, ausleitende Therapieverfahren (wie die Kolon-Hydro-Therapie), Ernährungstherapie (im Rahmen der Ordnungstherapie) und immunsystemstärkende Therapien (wie Eigenblutverfahren (S. 101), Mistel- und Thymustherapie).

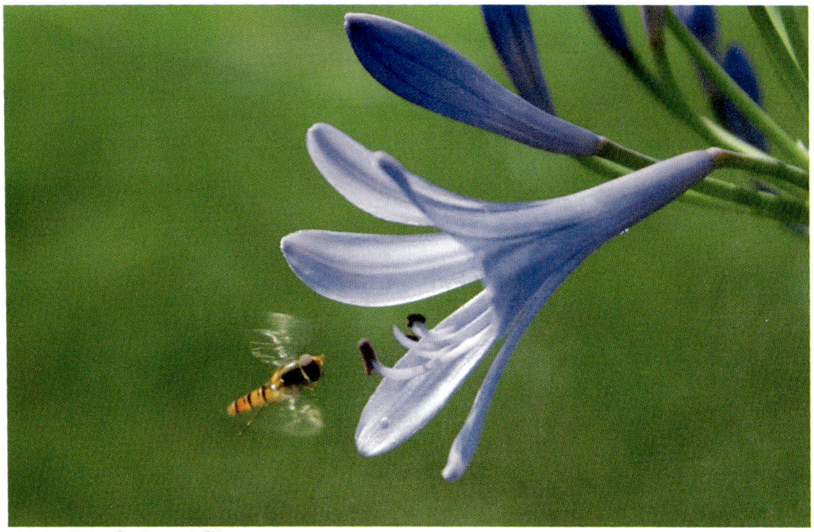

Abb. 80: Schwebfliege

Weitere unspezifische Tumormarker geben mehr Sicherheit

Siehe auch der CCR (Carcinochromat Test) und die Blutuntersuchung auf die LSA (lipidgebundene Sialsäure). Sie geben als gewebsunspezifische Tumormarker eine Möglichkeit die Therapie zu überprüfen.

Was beinhaltet das Gespräch über biologisch begleitende Tumorverfahren?

Ihr Arzt wird Ihnen im Rahmen eines ausführlichen Gespräches darstellen, wie die biologisch begleitende Tumortherapie in Ihrem Fall eingesetzt werden kann. Er wird Ihnen einen Therapieplan erarbeiten und diesen mit Ihnen erläutern. Das Gespräch dauert bis zu 30 Minuten.

Das Gespräch über die biologisch begleitende Tumortherapie wird nicht von Ihrer gesetzlichen Krankenkasse erstattet. Die Kosten für dieses Gespräch mit Therapieplan betragen 50 €.

Amygdalin – Vitamin B 17 – Laetrile

In der biologisch begleitenden Tumortherapie stellen wir Ihnen hier eine Therapieform vor, welche in Deutschland keine Zulassung hat und nur von wenigen Ärzten und Heilpraktikern durchgeführt wird. Dr. Krebs synthetisierte vor Jahren das aus Aprikosensamen gewonnene Vitamin B 17 in kristalliner Form und nannte es Laetrile. Heute wird es in Tabletten und in Ampullenform vertrieben. Die Anwendung erfolgt je nach Grunderkrankung als Infusionskur oder in Kombination mit Infusionen und Tabletten. Laetrile wird aus dem Ausland bezogen.

Wirkungsweise von Amygdalin

Amygdalin (Vitamin B 17) stimuliert den Teil des Immunsystems, der gezielt die Krebszelle angreift und vernichtet. Amygdalin ist ein Zytostatikum (krebsvernichtendes Medikament) und soll Krebszellen selektiv zerstören. Unter den Onkologen wird die Therapie üblicherweise abgelehnt, da aussagekräftige Studien fehlen.

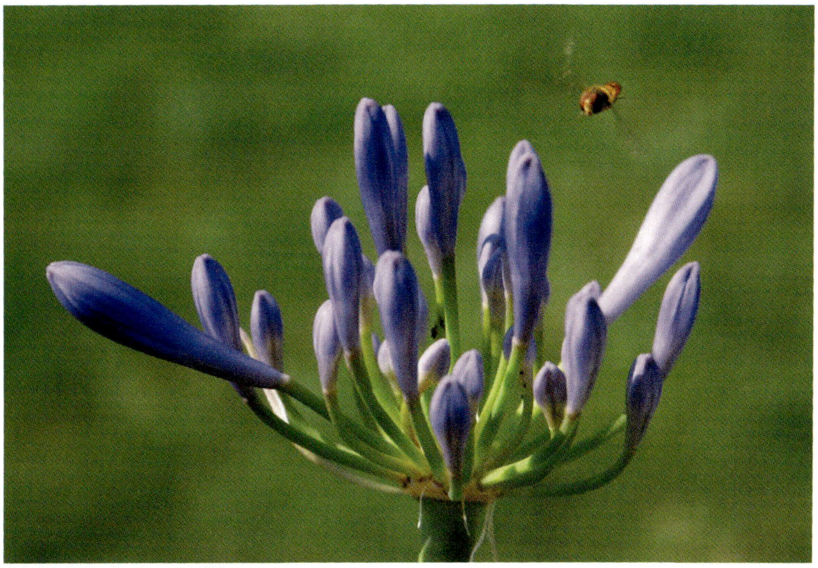

Abb. 81: Schwebfliege

Vorgehen:

Eine Vorbehandlung mit Thymusextrakten 3 mal pro Woche ist empfehlenswert. Während der ganzen Kur sollte eine vegane Lebensweise beibehalten werden. Unterstützend sollten frische Frucht- und Gemüsesäfte (selbst hergestellt) getrunken werden. Unter dem Stichwort Gerson-Diät können Sie sich näher darüber informieren. Die Infusionen (Laetrile, Vitamin B 17) werden im Anschluss an die Thymuskur durchgeführt. Es wird eine 3-wöchige tägliche Infusionskur empfohlen.

Nach der Kur (nach 3 Wochen) werden nur noch „Booster Infusionen" eingesetzt. Dabei wird zunächst einmal wöchentlich, später einmal monatlich eine Infusion gegeben. An den infusionsfreien Tagen wird dann täglich die Tablette (Laetrile, Vitamin B 17) eingenommen.

Ihre gesetzliche Krankenkasse kommt nicht für die Kosten der Thymus-Kur und der Vitamin B 17 Infusionstherapie auf. Die Kosten der Thymus-Kur belaufen sich auf 75 € zuzüglich der Thymus-Ampullen. Ihnen werden pro Infusion mit Vitamin B 17 - 30 € in Rechnung gestellt. Das Präparat bestellen Sie sich selbst (mit ausgestelltem Privatrezept) und bringen die Ampullen mit zu den Infusionsterminen.

Alle im Team beraten Sie gerne, wenn Sie Fragen haben!

Verreisen Sie gerne in fremde Länder?

Dann empfehlen wir Ihnen eine medizinische Reiseberatung zur optimalen Vorbereitung und Planung Ihrer Reise

Wozu brauche ich eine reisemedizinische Beratung?

Langstreckenflüge bergen Gefahren für Ihre Gesundheit. Andere Länder, andere Sitten, dass fängt schon mit der Benutzung von Trinkwasser in fernen Ländern an. Bedenken Sie, dass der tiefen Beinvenenthrombose wirkungsvoll vorgebeugt werden kann. Des Weiteren möchten wir Ihnen eine medizinische Vorstellung geben mit welchen Infektionskrankheiten Sie es vor Ort zu tun haben. Zum Beispiel sei die Hepatitis A hier erwähnt. Haben Sie vor, frische Muscheln auf Bali zu essen? Dann sollten Sie der Hepatitis A vorbeugen und sich impfen lassen.

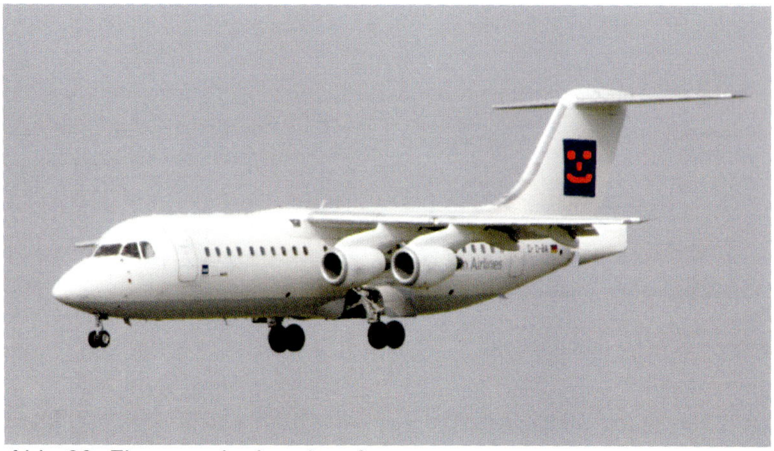

Abb. 82: Flugzeug im Landeanflug

Wann ist der richtige Zeitpunkt für die reisemedizinische Beratung?

In der Regel sind 4-6 Wochen vor der geplanten Reise lang genug, es sei denn Sie reisen in die Tropen. Denken Sie daran, dass Sie unter Umständen für einen guten Impfschutz mehrmals geimpft werden müssen! Vereinbaren Sie rechtzeitig einen Termin, damit Ihr individueller Schutz rechtzeitig vor Reisebeginn besteht und Sie gesund aus dem Urlaub zurückkehren können.

Die Beratungsdauer beträgt ca. 20 Minuten.

Reiseberatung auf der Grundlage von Travel-Med

Wir arbeiten mit dem geprüften und zertifizierten Reiseberatungssystem Travel-Med. So ist gewährleistet, dass wir immer auf dem neusten Stand der Impfempfehlungen und Erkrankungen weltweit sind.

Die Kosten für die reisemedizinische Beratung betragen 40 €. Jede Impfung wird mit 10 € in Rechnung gestellt. Einige gesetzliche Krankenkassen übernehmen die Kosten der reisemedizinischen Beratung sowie der Impfungen. Fragen Sie rechtzeitig bei Ihrer gesetzlichen Krankenkasse nach.

Tauchsportuntersuchung

Taucher aufgepasst: Seid ihr noch tauchgesund?

Das Sporttauchen erfreut sich zunehmender Beliebtheit, und die Zahl der Tauchanfänger wie auch der erfahrenen Taucher steigt weiterhin an. Um Tauchunfällen vorzubeugen, werden seit einiger Zeit regelmäßige medizinische Kontrollen empfohlen oder sogar vorgeschrieben. Das Untersuchungsintervall ist vom Lebensalter abhängig. Die GTÜM (Gesellschaft für Tauch- u. Überdruckmedizin e.V) empfiehlt die Untersuchung:

- alle 3 Jahre, wenn Sie unter 40 Jahre alt sind, bzw.
- jedes Jahr, wenn Sie 40 Jahre oder älter sind.

Was beinhaltet die Tauchsportuntersuchung?

Folgende technisch-apparative Leistungen werden als obligat angesehen: Aufzeichnung eines EKGs in Ruhe mit Blutdruckmessung sowie Durchführung einer Spirometrie (Lungenfunktion) mit Aufzeichnung der Fluss-/Volumenkurve. Alle weiteren Untersuchungen sind zusätzlich zu diskutieren.

Für Tauchkandidaten ab dem 40. Lebensjahr wird die Durchführung einer Ergometrie (Belastungs-EKG) mit Messung von Blutdruck und EKG unter Belastung empfohlen.

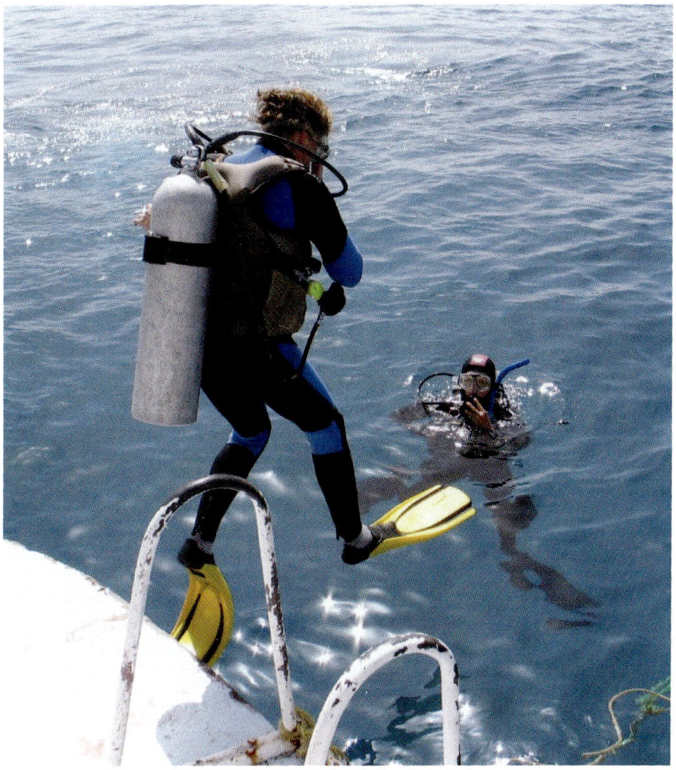

Abb. 83: Tauchen ohne vorherige Untersuchung kann gefährlich sein.

Die Abrechnung dieser privatärztlichen Leistung erfolgt nach der Gebührenordnung für Ärzte. Die GTÜM empfiehlt dabei grundsätzlich die Anwendung des Einfachsatzes. Aufgrund der Besonderheiten und der Bedeutung der ausführlichen tauchsportärztlichen Anamnese ergibt sich eine Abrechnungssumme von:

- 60 € für Personen unter 40 Jahren
- 80 € für Personen über 40 Jahren aufgrund der zusätzlichen Ergometrie (Belastungs-EKG)

Wenden Sie sich bei Interesse an uns oder an unser Praxis-Team!

Stoßwellen zertrümmern Kalk und Schmerzen

Die Stoßwellenbehandlung (ESWT) kann bei Schulterkalk, Fersensporn, Achillessehnen- und Tennisellenbogenbeschwerden sehr erfolgreich eingesetzt werden!

Die Stoßwellentherapie von Nieren- und Gallensteinen ist seit Beginn der 80er Jahre ein etabliertes Verfahren und mittlerweile an über drei Millionen Patienten erfolgreich angewandt. Seit 1989 wurde die ESWT zunächst zur Behandlung von verzögert heilenden Frakturen mit Falschgelenkbildung (Pseudarthrosen) eingesetzt. Hierbei wurde nebenbei auch eine lang andauernde Schmerzfreiheit im behandelten Gebiet erzielt.

Wirkungsweise und Anwendungen

Eine elektromagnetische Stoßwellenquelle erzeugt Schallwellen mit niedrigen Energien, die durch einen integrierten Ultraschallapplikator gebündelt an den gewünschten Ort gebracht werden. Es werden etwa 2000 Impulse in etwa 20 Minuten appliziert. In den meisten Fällen sind drei Behandlungen im Abstand von etwa zwei Wochen erforderlich. Die Wirkungsweise der Stoßwelle erklärt sich zum einen in der Zerstörung von Schmerznerven, Zellmembranen oder Teilen davon und damit in der teilweisen Auflösung der vorhandenen Kalkdepots zum anderen in einer Beeinflussung der Schmerznervenzellen im Rückenmark.

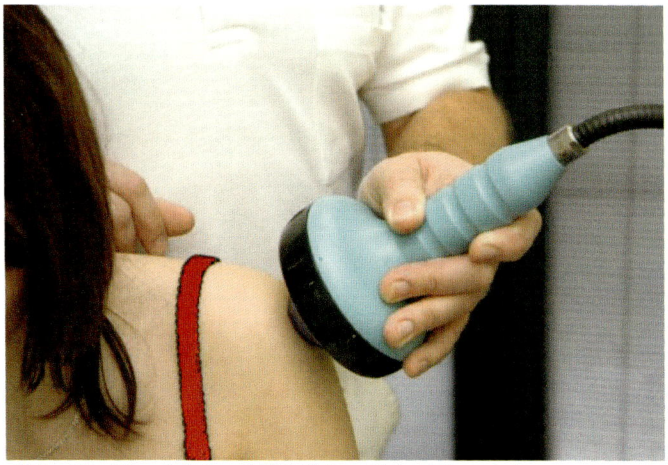

Abb. 84: Hier ist das ESWT-Gerät im Einsatz!

Ergebnisse

Mit guten bis sehr guten Ergebnisse kann in über 80% gerechnet werden, nur 10 % der behandelten Patienten gaben keine Besserung der oft jahrelang bestehenden Beschwerden an.

Meistens sind 3 Behandlungen erforderlich. Dafür fallen Kosten in Höhe von ca. 280 € an. Wenn weniger Behandlungen nötig sind, sind die Kosten natürlich geringer. Dagegen steht eine 80%ige Chance auf weitgehende Schmerzfreiheit nach oft langem Leidensweg.

Die Behandlung erfolgt in Kooperation mit der orthopädischen Praxisgemeinschaft der Dres. Hewera, Steinrücken & Klein in Duisburg-Rheinhausen.

Bitte sprechen Sie uns an!

Kennen Sie Ihre Knochendichte?

**Osteoporose muss frühzeitig behandelt werden!
Lassen Sie Ihre Knochendichte rechtzeitig messen!**

Wissen Sie, ob Ihre Knochen bis ins hohe Alter kräftig genug sind?

Wozu dient die Knochendichte-Messung?

Die Knochendichte-Messung kann die Osteoporose, ein Abbau des festen Knochengewebes, früh erkennen. Falls Sie ein "brüchiges Knochengewebe" haben sollten, kann dies bei rechtzeitigem Erkennen so behandelt werden, dass eventuelle Spätfolgen, wie z.B. die erhöhte Gefahr von Knochenbrüchen, verhindert werden.

Wie funktioniert eine Knochendichte-Messung?

Die Knochendichte-Messung kann – je nach Gerät – an unterschiedlichen Körperstellen im angekleideten Zustand gemessen werden, wie z.B. an Wirbelsäule, Schenkelhals, Unterarm oder Ferse. Die modernen Geräte können bereits geringe Veränderungen der Knochenmasse feststellen.

Diese Behandlung wird von Ihrer Krankenkasse nicht erstattet. Die Kosten für diese Behandlung betragen ca. 35 €.

Die Behandlung erfolgt in Kooperation mit der orthopädischen Praxisgemeinschaft der Dres. Hewera, Steinrücken & Klein in Duisburg-Rheinhausen.

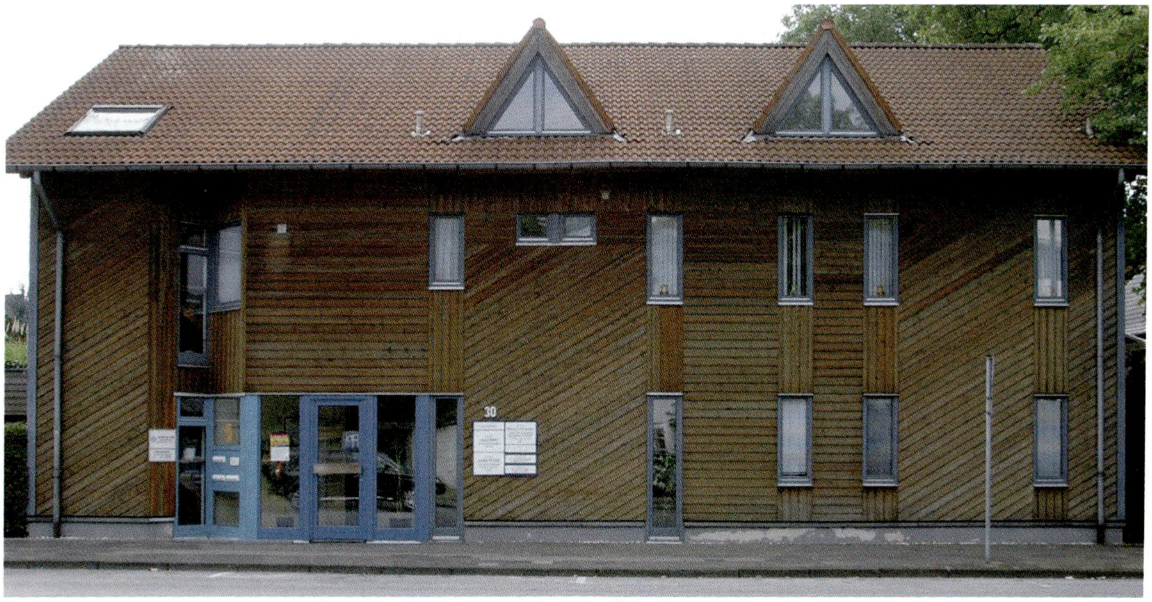

Abb. 85: Haus der orthopädischen Praxisgemeinschaft in Duisburg-Rheinhausen

Orthopädischer Check-Up und Sportberatung

Knochen, Gelenke und Muskeln müssen ein Leben lang funktionieren

*Wissen Sie, welche Sportarten gesund für Sie sind?
Welche Sportarten dürfen Sie mit Ihren Vorerkrankungen machen?*

Sport ist (nicht immer) gesund …

Ständig machen uns die Medien glaubhaft, dass wir uns viel bewegen und Sport treiben sollen. Aber ist auch wirklich Sport oder die Sportart, die Ihre Freunde und Nachbarn machen, für Sie geeignet? Vielleicht haben Sie schon eine Sportart abgebrochen, weil Sie dadurch mehr Beschwerden bekamen als sie vorher hatten.

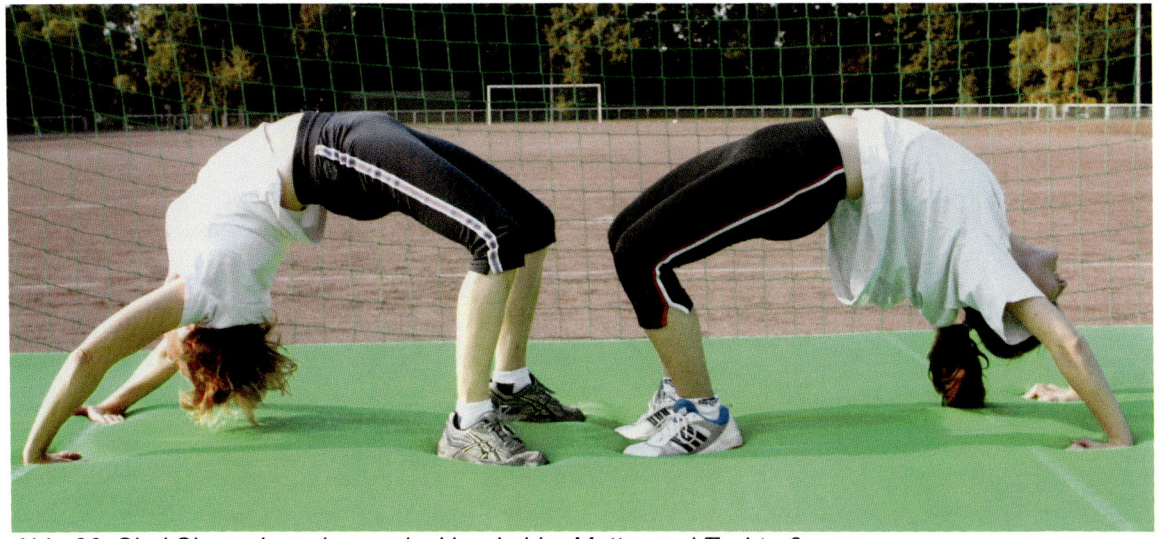

Abb. 86: Sind Sie auch noch so gelenkig wie hier Mutter und Tochter?

Ihre Sportart …

In Wirklichkeit ist nicht jede Sportart für jeden Menschen gleich gut geeignet. Dies lässt sich durch eine eingehende Untersuchung und Befragung herausfinden. Unser Spezialist hierfür ist Dr. Steinrücken, der einmal jede Woche bei uns eine Privatsprechstunde abhält.

Die Kosten richten sich nach der aktuellen Gebührenordnung für Ärzte und betragen, je nach Aufwand, zur Zeit zwischen 30 € und 70 €. Der Zeitbedarf liegt zwischen 10 und 30 Minuten.

Die Damen am Empfang vereinbaren gerne einen Termin für Sie.

Osteopathie

Wenn die Schulmedizin nicht mehr weiterhilft ...

Die Osteopathie ist eine Untersuchungs- und Behandlungstechnik, bei der Funktionsstörungen an Knochen, Gelenken, Nerven und allen Weichteilen mit den Händen festgestellt und behandelt werden. Während unsere Schulmedizin die Ursache der Schmerzen meistens dort sucht, wo der Patient die Schmerzen hat, sucht der Osteopath den Grund für die Beschwerden auch an ganz anderen Körperregionen. Durch eine langjährige sehr spezielle Ausbildung kennt er Zusammenhänge, die in der Schulmedizin so nicht gelehrt werden. Denn die Beschwerden und ihre Ursache liegen nicht immer im gleichen Fachgebiet. Da die Schulmedizin strikt in Fachbereiche getrennt ist, kann ein Osteopath hier weiterhelfen. Zum Beispiel können Nackenschmerzen auf eine nicht erkannte Magenschleimhautentzündung oder Knieschmerzen auf Verwachsungen oder Entzündungen im Unterbauch zurückzuführen sein.

Die Osteopathie ist in den USA seit über 50 Jahren verbreitet und wird dort an eigenen Universitäten gelehrt. Der entscheidende Vorteil des Osteopathen ist, dass er in der Lage ist, Störungen der Bauch- und Brustkorborgane mit den Händen zu behandeln. Die Osteopathie kann besonders gut helfen bei:

- Blasenstörungen
- Narben- und Verwachsungsbeschwerden
- unklaren Ober- und Unterbauchschmerzen
- Verdauungsbeschwerden
- Kopfschmerzen und Migräne
- chronischen Kreuzschmerzen
- chronischen Nackenschmerzen

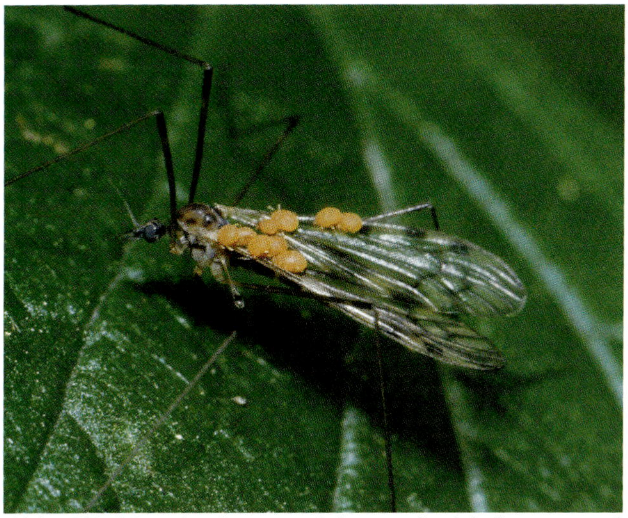

Natürlich hat die Osteopathie auch Grenzen. Sie hilft besonders gut bei Erkrankungen, bei denen die Struktur noch nicht wesentlich geschädigt ist. Daher sind bei Arthrose nicht so große Erfolge zu erwarten.

Abb. 87: Manche tragen einiges mit sich herum und können sich nicht selbst helfen ...

Herr Dr. Steinrücken hat eine fünfjährige osteopathische Ausbildung bei der IAO (Internationale Akademie für Osteopathie) abgeschlossen und ist unser Spezialist für diese Behandlung.

Die Kosten nach GOÄ liegen für die osteopathische Behandlung liegen, mit Untersuchung und Beratung, bei ca. 76 €. In vielen Fällen bringt bereits eine Behandlung eine Besserung, so dass eine erneute Behandlung oft nicht oder erst nach längerer Zeit erforderlich ist.

Bitte machen Sie über die Anmeldung einen Termin bei Dr. Steinrücken aus und achten Sie darauf, dass 30 Minuten Zeit eingeplant werden.

Rheumatische Erkrankungen

Therapie des rheumatischen Formenkreises: Dabei sind einige Dinge zu beachten

Im Volksmund werden mit dem Begriff „Rheuma" Schmerzen im Bereich des Bewegungsapparates bezeichnet. Der rheumatische Schmerz führt häufig zur eingeschränkten Beweglichkeit der Gelenke. Die Herkunft der rheumatischen Erkrankungen kann vielfältig sein.

Zu unterscheiden sind u.a. drei verschiedene Rheuma-Formen:
- Degenerativer Rheumatismus (Gelenkverschleiß)
- Entzündlicher Gelenkrheumatismus (chronische Polyarthritis)
- Der sogenannte Weichteilrheumatismus (Fibromyalgie).

Die Diagnostik und Therapie ist vielfältig und stellt besondere Anforderungen an den Therapeuten. Sehr wichtig ist die Ernährung. In der Erfahrungsheilkunde ist der Einfluss der Ernährung auf Gelenk- und Muskelschmerzen unumstritten. Als besonders wertvoll hat sich eine vegetarische Kost bewährt. Eine ideale Erkennung von Übersäuerungen erhalten Sie durch die Be-T-A (Biologische Terrainanalyse nach Prof. Vincent, S. 49). Blut, Speichel und Urin werden auf Elektrolyte, Säuren und freie Radikale untersucht. Zusätzlich sollten chronische Nahrungsmittelunverträglichkeiten ausgeschlossen werden.

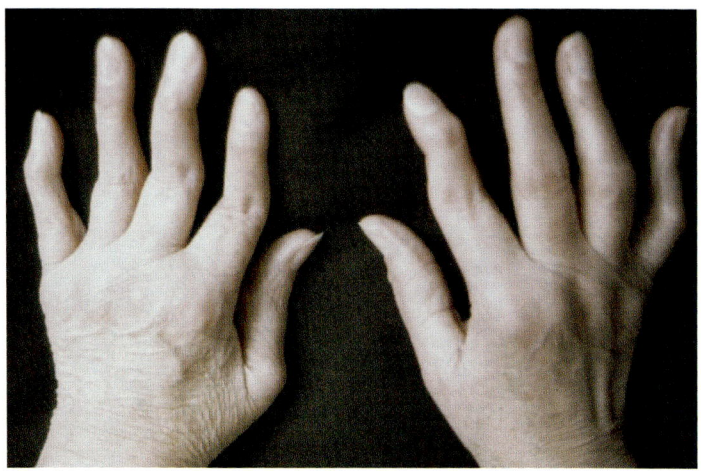

Abb. 88: Die Hände dieser Rheumapatientin schmerzen bei jeder Bewegung!

Das Problem, die Ursache chronischer Entzündungsgeschehen im Körper zu finden, stellt eine große Herausforderung an den Arzt dar. So sind ca. 80 % der chronischen Entzündungsgeschehen im Kopfbereich zu suchen (z.B. chronische Mandelentzündungen, chronische Nasennebenhöhlenentzündungen, chronische Zahn-/Kiefererkrankungen).

In unserer Praxis setzen wir ergänzend die Dunkelfeldmikroskopie nach Dr. von Brehmer (S. 17) und den Spenglersan-Test (S. 60) ein, um weitere Eingrenzungen der Entzündungsproblematik zu bekommen. Baseninfusionen werden in fortgeschrittenen Stadien in der Schmerztherapie gegeben. Ebenso werden Injektionen mit homöopathisch verdünnter Ameisensäure in der biologischen Rheumatherapie eingesetzt.

Eine Auswahl der daraus resultierenden Therapieoptionen werden wir Ihnen in einem ausführlichen Gespräch darlegen. Das ausführliche Gespräch über naturheilkundliche Therapieoptionen bei Rheuma wird nicht von Ihrer gesetzlichen Krankenkasse übernommen. Das bis zu 30-minütige Gespräch wird mit 50 € berechnet.

Borreliose und naturheilkundliche Optionen

Die Borreliose Therapie ist eine große schulmedizinische und naturheilkundliche Herausforderung. Neben der Akutbehandlung mit Antibiotika sollten gleichzeitig weitergehende diagnostische und therapeutische Wege begangen werden.

Diagnostik

Selbst bei negativen Serologiebefunden kann eine weitere Laboruntersuchung Klärung schaffen. Das Blut wird dafür in ein Speziallabor geschickt. Ein sogenannter LTT (Lymphozytentransformations-Test) bringt mehr Licht ins Dunkel der Borreliosediagnostik. Seit Neuestem bietet das Speziallabor Ganzimmun eine Blutuntersuchung (T-Cell-Spot) an, die in der Lage ist, die momentane Aktivität einer Borreliose zu bewerten. Diagnostisch ergänzend empfehlen wir Ihnen eine Dunkelfeldmikroskopie nach Dr. von Brehmer (S. 17). Unter Umständen können die Borrelien im Dunkelfeld gesehen werden. Dies gilt aber nur für die Akutphase der Erkrankung.

Behandlungsmöglichkeiten

Therapeutisch ergänzend werden hoch dosierte Infusionen mit Antioxidantien (Vitamin C / reduziertes Glutathion / B-Vitamine und Zink) gegeben. Daneben spielt das „natürliche Antibiotikum - Kolloidales Silber" eine große Rolle.

Weiterhin bietet die Traditionelle Chinesische Medizin (TCM) (S. 22 ff.) gute Möglichkeiten die Erkrankung positiv zu beeinflussen. Nicht nur die Akupunktur sondern auch die chinesische Kräuterheilkunde vermag Ihnen Erleichterung zu verschaffen.

Es sind Fälle beschrieben worden, dass eine Ausheilung bis zu 3 Jahre lang dauern kann. Sie sollten in der Ernährung die tierischen Lebensmittel reduzieren und sich so oft es geht basisch ernähren. Ein Entsäuerungstee und evtl. auch Baseninfusionen sind zusätzlich sinnvoll.

Das ausführliche Gespräch über naturheilkundliche Therapieoptionen wird nicht von Ihrer gesetzlichen Krankenkasse erstattet. Das bis zu 30-minütige Gespräch wird mit 50 € berechnet. Darin inbegriffen ist ihr persönlicher Therapieplan.

Alle im Team beraten Sie gerne, wenn Sie Fragen haben!

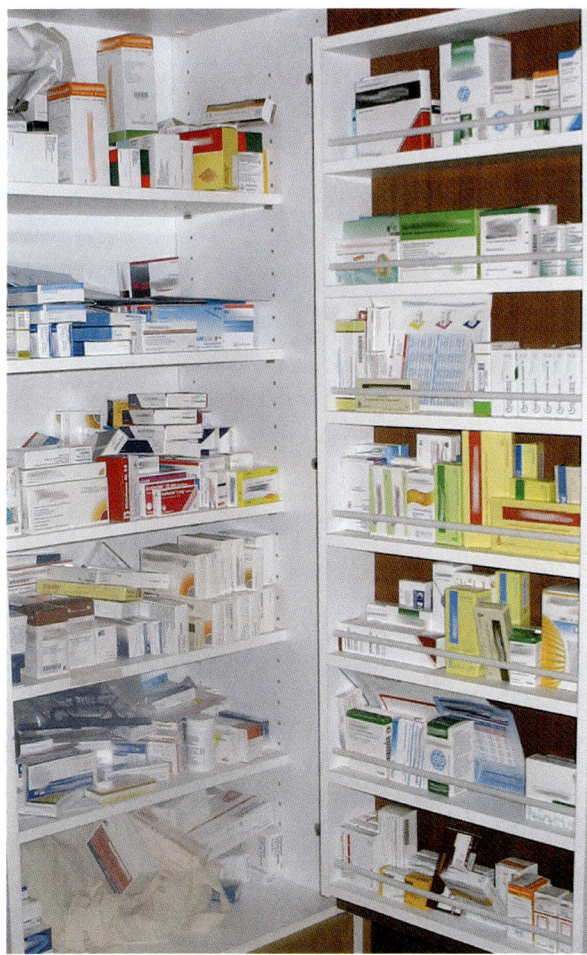

Abb. 89: Die ganze Schulmedizin hilft bei der Borreliose oft nicht ...

Orthopädische Beratung

Hat Sie Ihr Arzt gut über Ihre Erkrankung informiert? Möchten Sie eine zweite Meinung einholen?

Haben Sie eine Erkrankung, bei der Ihr Orthopäde Ihnen zu einer Operation geraten hat? Oder haben Sie chronische Schmerzen, bei denen man angeblich nichts mehr machen kann?

Haben Sie z.B. Fragen zu folgenden Problemen:
- Es soll ein künstliches Gelenk eingesetzt werden (TEP = Totalendoprothese)
- Die Bandscheibe muss operiert werden
- „An Ihren Schmerzen kann man nichts ändern"
- „Das ist alles der Verschleiß"

Für die Schmerzen ist der Verschleiß oft nicht verantwortlich, denn sonst müssten alle Älteren ständige Schmerzen haben. Daher kann es sehr sinnvoll sein, eine zweite Meinung einzuholen. Der Ansprechpartner ist Ihre Fragen ist Dr. Steinrücken.

Die Kosten sind günstiger, als Sie denken. Eine eingehende Beratung ohne Untersuchung kostet nach der aktuellen GOÄ (Gebührenordnung für Ärzte) nur 21,44 €. Allerdings ist es wesentlich sinnvoller, vorher eine genaue Untersuchung zu machen, weil sich daraus neue Gesichtspunkte ergeben könnten. Die Kosten liegen ohne Behandlung aber in der Regel unter 70 €.

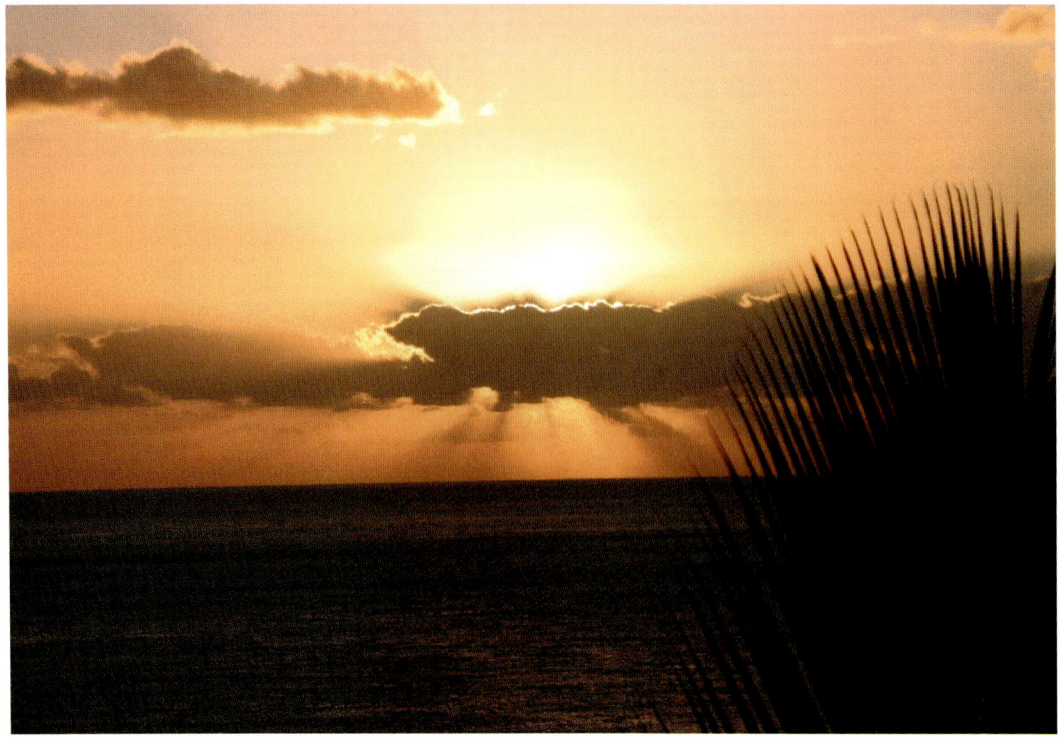

Abb. 90: Sonnenaufgang auf La Gomera (Kanarische Inseln)

Hauterkrankungen? Wiederkehrende Infekte?

Haben Sie schon an an eine Eigenbluttherapie gedacht?

Umweltgifte schwächen das Abwehrsystem

Der Körper ist täglich sogenannten „Umweltgiften" ausgesetzt, denen Sie nicht ausweichen können. Mit der Zeit entsteht eine Schwächung Ihres Immunsystems. Schon banale Infekte mit Keimen (Viren, Bakterien, Parasiten) oder natürliche Stoffe wie Blütenstaub, Hausstaub und Nahrungsmittel können dann nicht mehr adäquat abgewehrt werden. Als Folge können überschießende Reaktionen (Allergien) oder Chronifizierungen der Erkrankungen u.a. entstehen.

Krankheitserscheinungen

Symptome wie Mattigkeit, Schlaflosigkeit, Abgeschlagenheit, Appetitlosigkeit sind häufig erste Warnhinweise auf tiefer liegende Probleme. Fehlt die Unterscheidungsfähigkeit des Immunsystems zwischen fremd- und körpereigenen Proteinen kommt es zu Autoimmunerkrankungen.
Aus diesen Gründen bieten wir Ihnen eine Eigenbluttherapie an. Sinn und Zweck ist es, die körpereigene Abwehr anzuregen und die Selbstheilung zu fördern.

Formen der Eigenbluttherapie in unserer Praxiskooperation

- Klassische Eigenblutinjektion in den Gesäßmuskel, ohne oder mit einem Medikament vermengt (z.B. Echinaject)
- Sauerstoff-Ozon-Eigenbluttherapie (S. 45) nach Prof. Wehrli - (HOT) (Sauerstoff-Anreicherung des Blutes)
- Eigenblut-Neuraltherapie
- Homöopathische Eigenblut-Therapie bei Kindern nach Dr. H. Imhäuser
- Auto-Sanguis-Stufentherapie nach Dr. Reckeweg

Eine Auswahl der Anwendungsgebiete

- Eigenbluttherapie als unspezifische Reiz- und Umstimmungstherapie
- Hautkrankheiten
- Psoriasis
- Neurodermitis,
- jede Form der Allergie
- Rezidivierende Infekte
- Leistungsschwäche
- Stress
- zur Unterstützung nach schweren Infektionskrankheiten
- nach Operationen und Krebs

Die Eigenbluttherapie wird nicht von Ihrer gesetzlichen Krankenkasse erstattet. Je nach gewähltem Verfahren ergeben sich unterschiedliche Kosten.

Bitte sprechen Sie uns an!

Überflüssige Antibiotika vermeiden

Der PCT (Pro-Calcitonin-Test)

Muss Ihre Erkältung wirklich mit Antibiotika behandelt werden?

In der Winterzeit ist es nicht immer einfach zwischen einer Virusgrippe und einer bakteriellen Erkrankung zu unterscheiden. Bei der Entscheidung ob Antibiotika zum Einsatz kommen, kann ein einfacher Labortest helfen. Ein neuer Labortest bestimmt zuverlässig, ob Bakterien die Erreger des Infektes sind oder nicht.

Wissenswertes zu Antibiotika Verordnungen

Die meisten Antibiotika werden bei Atemwegserkrankungen verordnet (75%), doch nur 20% der Atemwegsinfekte sind bakteriell verursacht. Ein neuer Laborparameter unterstützt den Arzt, wenn es um die Therapieentscheidung geht. Mit dem Pro-Calcitonin-Test können Antibiotika-Verordnungen um bis zu 72% reduziert werden.

Der PCT wird leider nicht von Ihrer gesetzlichen Krankenkasse erstattet. Den Test bieten wir Ihnen für 40 € an. Damit haben Sie mehr Sicherheit, ob ein bakterieller Infekt vorliegt und ob eine antibiotische Behandlung überhaupt notwendig ist.

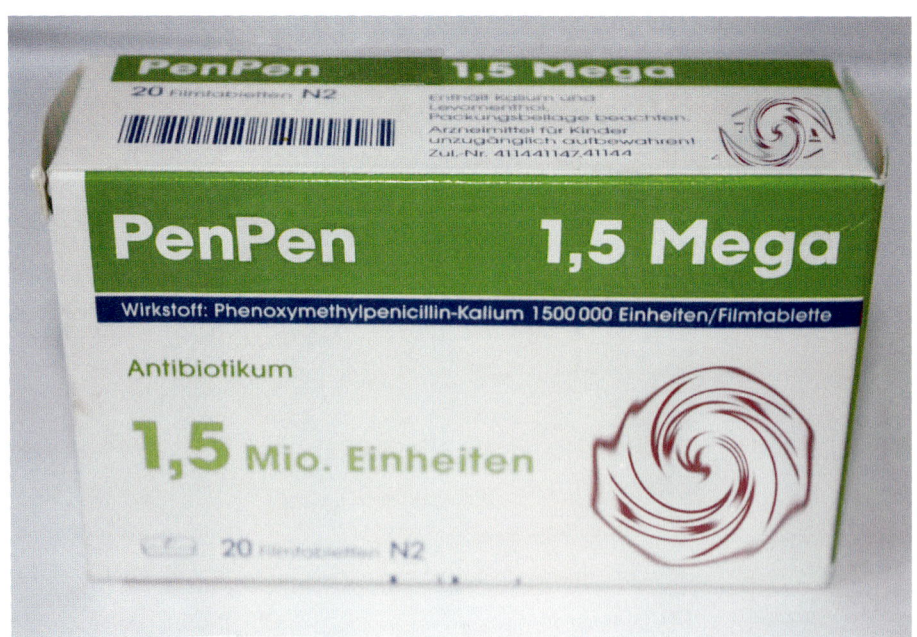

Abb. 91: Sind Antibiotika wirklich so oft nötig?

Wenden Sie sich bei Interesse an uns oder an unser Praxis-Team!

Kolloidales Silber
schützt vor Bakterien, Viren und Pilzen

Ein natürliches Antibiotikum?

Einleitung
Eine Vielzahl von Bakterien zeigen heute Resistenzen gegen Antibiotika. Noch sind Reserveantibiotika vorhanden, die primär den Krankenhäusern vorenthalten sind. Hinzu kommt der Einsatz der Antibiotika in der Massentierzucht. Hier werden zusätzlich Resistenzen erzeugt. Schon alleine vor diesem Hintergrund bleibt der Einsatz von kolloidalem Silber als Arzneimittel zu diskutieren. Wichtig ist aber zu wissen, dass der Einsatz in Deutschland nicht erlaubt ist und Sie die Therapie in Eigenverantwortung durchführen.

Wann kann kolloidales Silber eingesetzt werden ?

- Als „natürliches Antibiotikum"
- Infekte aller Art
- Borreliosebehandlung
- Kunststoffinnenverkleidung von Kühlschränken
- in der Glasur von Waschbecken
- Augentropfen zur CREDE Prophylaxe
- Wundbehandlungsmittel als Gel
- Hydrokoloidverband
- Salben und Puder (all diese Produkte enthalten kein elementares kolloidales Silber, sondern unterschiedliche Silberverbindungen

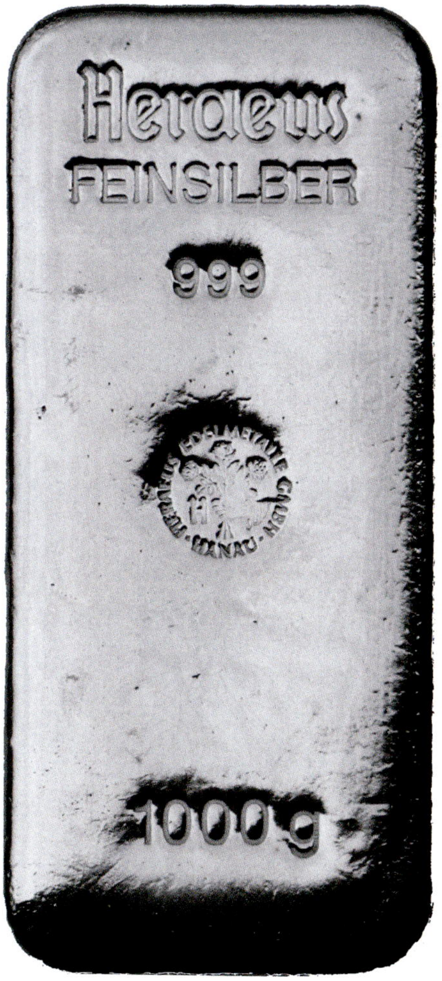

In einem ausführlichen Beratungsgespräch legt Ihnen Ihr Arzt dar, wie Sie kolloidales Silber selber herstellen oder sich besorgen können. Er erläutert die Therapie und die Einnahme. Das Gespräch dauert bis zu 20 Minuten.

Das Gespräch über die Therapie und den Einsatz von kolloidalem Silber wird nicht von Ihrer gesetzlichen Krankenkasse übernommen. Die Kosten belaufen sich auf 20 €.

Abb. 92: Silber in Barrenform

Bei Fragen stehen wir Ihnen jederzeit gerne zur Verfügung.

Testosteron sinkt im Alter – dies kann sich zeigen in Abgeschlagenheit und nachlassender Sexualität

Ein Mangel an Testosteron könnte die Ursache sein

Testosteron stellt für den Mann, auch im Alter, ein sehr wichtiges Hormon für viele Organe dar, dessen Bedeutung für die gesunde Funktion von Knochen, Muskeln, Herzkreislauf, Blutbildung und Sexualität nicht hoch genug eingeschätzt werden kann. Testosteron scheint ein gefäß- und herzschützendes Hormon zu sein, wobei Studien gezeigt haben, dass Männer mit niedrigen Testosteronwerten deutlich kürzer leben als solche mit normalem Testosteronspiegel. Galt der Mangel des wichtigsten männlichen Sexualhormons bislang vor allem als Problem des Alters, so wird er immer häufiger auch bei jüngeren Männern diagnostiziert. Die Ursachen sind dabei mitunter unklar, eine Behandlung ist allerdings nicht immer nötig.

Ein Androgendefizit (Mangel an männlichem Hormon) sollte bei alternden Männern nur dann behandelt werden, wenn nachweislich ein Testosteronmangel besteht und dieser auch Beschwerden verursacht. Dadurch können männliche Geschlechtsmerkmale erhalten und Knochendichte, Muskelkraft, sexuelle Leistungsfähigkeit sowie Wohlbefinden gesteigert werden. Eine Verbesserung von Depressionen oder geistiger Leistungsfähigkeit durch die Gabe von Testosteron wird diskutiert.

Wann darf Testosteron nicht gegeben werden?
Auf keinen Fall darf das Sexualhormon Männern mit Prostatakrebs oder bestimmen Brustkrebsformen verabreicht werden. Auch sollte keine Testosteronsubstitution bei unklarer PSA Erhöhung erfolgen. Ebenfalls sollte die Therapie bei Vermehrung roter Blutkörperchen (Polyglobulie), bei schwerer Herzinsuffizienz und unbehandelter deutlicher Schlafapnoe ausbleiben.

Zu welchen Nebenwirkungen kann es kommen?
Vermehrung roter Blutkörperchen, fettige Haut oder Akne, verminderte Spermienproduktion und Fruchtbarkeit, Verschlechterung eines bestehenden Prostatakarzinoms, andere unerwünschte Wirkungen wie Gynäkomastie, Haarausfall (androgene Alopezie), Verschlechterung einer gutartigen Prostatavergrößerung oder Schlafapnoe wurden ebenfalls beschrieben.

Testosteron kann am besten per Injektion verabreicht werden. Abstände zwischen 4-6 Wochen haben sich bewährt.

Die Kosten für eine Laborbestimmung einschließlich der Beratung belaufen sich auf 35 €.

Stimmungsschwankungen, Antriebslosigkeit, nachlassende Merkfähigkeit

Liegt es an den Hormonen?

Die Hormonprofil-Analyse

Wozu dient die Hormonprofil-Analyse?

Hormonelle Störungen der verschiedensten Art sind relativ häufig anzutreffen. Sie bleiben oft unerkannt und verursachen unterschiedliche Krankheitszeichen, die meistens nicht mit hormonellen Störungen in Verbindungen gebracht werden. Mit der Hormonprofil-Analyse erkennen Sie Ihren aktuellen Hormon-Zustand. Wir beraten Sie über mögliche Erfordernisse der hormonellen Unterstützung.

Wie funktioniert eine Hormonprofil-Analyse?

Wir entnehmen Ihnen eine geringe Menge Blut, die im Labor auf bestimmte Hormonwerte untersucht wird. Die Ergebnisse werden mit alters- und geschlechtsbezogenen Normwerten verglichen. Dadurch erkennen wir, ob Ihre Werte abweichen.

Die Laboruntersuchung und die Beratung werden nicht von Ihrer Krankenkasse erstattet. Die anfallenden Kosten richten sich nach den ausgewählten Laborparametern. Diese können zwischen 130 € und 150 € variieren.

Sprechen Sie uns bitte an, wenn Sie Fragen dazu haben!

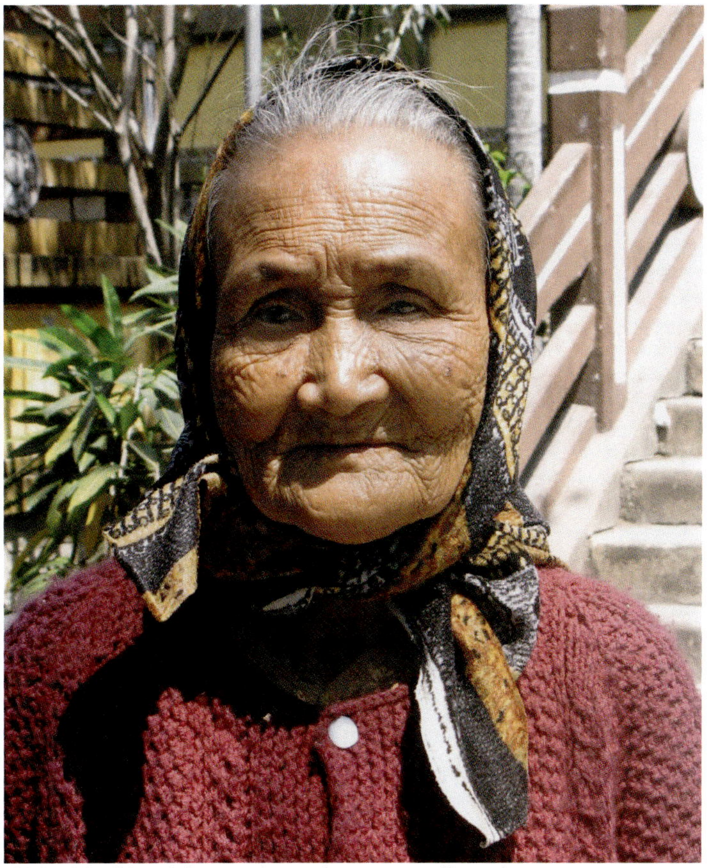

Abb. 93: Sie sieht müde und sorgenvoll aus!

Sind Sie ständig angespannt, ängstlich und unruhig?

Wir therapieren mit Homöopathie und Eigenblut
„Damit Sie wieder Ihre Mitte finden"

Wir haben bei Ihnen einen Zustand mit gesteigerter Unruhe, Angst und Anspannung festgestellt. Die unterschiedlichsten Ursachen, psychischer wie physischer Art, können dazu führen, dass der Körper aus seiner innerer Ausgeglichenheit gerät und von alleine nicht mehr in der Lage ist, sein Gleichgewicht zu finden. Oft lassen sich diese Ursachen nicht mehr feststellen oder beseitigen.

Insbesondere bei fehlenden Erholungsphasen wird es notwendig, den Körper bei der Wiedergewinnung seiner natürlichen Harmonie zu unterstützen. Gerade die Naturheilkunde, die den Menschen in seiner Gesamtheit behandelt, bietet hier erfolgreiche Therapiemöglichkeiten.

Vorgehen

Zur Behandlung akuter und chronischer Erregungszustände empfiehlt es sich, ein homöopathisches Komplexpräparat mit Eigenblut (S. 101) zu mischen und zu injizieren. Zusätzlich hat sich die Akupunktur in der Anti-Stress-Therapie bewährt.

Die Injektionen sollten täglich bis 2 x Woche erfolgen. Die Eigenbluttherapie mit homöopathischen Präparaten wird von Ihrer gesetzlichen Krankenversicherung nicht erstattet. Sie müssen für 10 Sitzungen mit ca. 150 € rechnen. Wir verweisen auch auf den Akupunkturabschnitt ab S. 24.

Wenden Sie sich bei Interesse an uns oder an unser Praxis-Team!

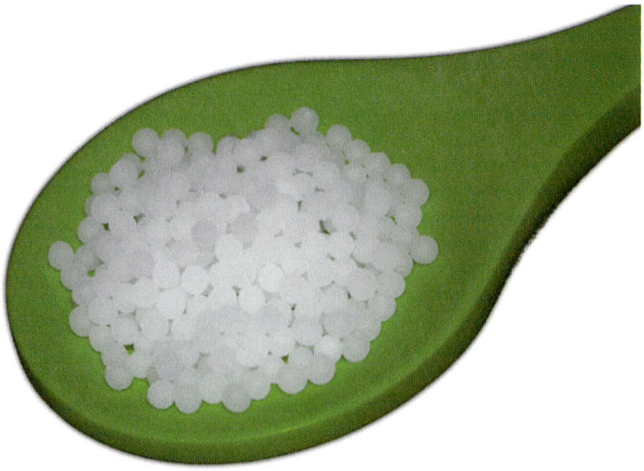

Abb. 94: Homöopathische Präparate zeigen oft eine gute Wirkung, in diesem Fall hilft aber ein homöopathisches Komplexpräparat mit Eigenblut meist besser.

Alzheimer und Demenz - Behandlung möglich?

Eiweißspeichererkrankung als Ursache?

Wie kann ich die Krankheit rechtzeitig erkennen?
Wie kann ich vorbeugen?
Was kann ich tun?

Auch hier hilft die Naturheilkunde!

Wie zeigt sich die Alzheimer Erkrankung?

Bei der Alzheimer Erkrankung handelt es sich um einen nicht ansteckenden, fortschreitenden Gehirnabbau (besonders im Bereich der Hirnrinde). Zumeist beginnt die Erkrankung nach dem 65. Lebensjahr. Am Anfang zeigen sich Gedächtnisstörungen, später treten Unruhe und Depressionen hinzu. Die Orientierung schwindet, dazu kommt eine Störung der Sprache, der Bewegung, des Erkennens von Dingen und Menschen. Der Krankheitsverlauf ist kontinuierlich. Schübe treten nicht auf. Im Alter von 65-69 Jahren ist nur jeder 50., zwischen 80-84 Jahre jeder achte und ab dem 90. Lebensjahr jeder zweite bis vierte von der Alzheimer Erkrankung befallen. Die Ursachen sind zum größten Teil unbekannt. Zur Diskussion stehen Schadstoffe (Toxine), Gefäßgifte, chronische Übersäuerungszustände, Übereiweißung, Industriezucker, erhöhtes Homocystein (als Risikofaktor bei Herz-Kreislauf Erkrankungen bekannt), eine „Slow virus Erkrankung", Hirntumor, usw. Ebenfalls ist ein vermehrtes Auftreten bei chronischem Alkohol-, Drogen- oder Medikamentengebrauch festzustellen.

Zurück zu der Theorie der Übereiweißung als Grundübel der Alzheimer Erkrankung. Der menschliche Körper kann demnach nicht nur Fette speichern sondern auch Eiweißdepots aufbauen. Prof. Wendt zeigte in seinen Forschungen die Gefahren von Eiweißspeichererkrankungen als Korrelat der Arteriosklerose (in allen Gefäßabschnitten) und der koronaren Herzerkrankung auf. Seine Forschungen sind bis heute nie richtig gewürdigt worden. Naturheilkundlich gesehen scheint hier der Schlüssel der Gefäßveränderung im Hirn zu sein. Neuere wissenschaftliche Forschungen fanden Eiweißmolekül-Ablagerungen in Hirngewebe von Demenzerkrankten. Genau hier setzt die Eigenblutbehandlung mit Ozon-/Sauerstoff an (S. 45). Sie „bereinigt" Ihr Gefäßsystem.

In einem ausführlichen Gespräch, das bis zu 30 Minuten dauern kann, wird Ihnen Ihr Arzt die naturheilkundlichen Therapieoptionen der Alzheimer Erkrankung darlegen und Ihnen einen Therapieplan erstellen.

Das ausführliche Gespräch wird nicht von Ihrer gesetzlichen Krankenkasse erstattet. Es wird mit 50 € berechnet.

Alle im Team beraten Sie gerne, wenn Sie Fragen haben!

Haarausfall (Alopecia) kann behandelbar sein

kreisrunder und generalisierter Haarausfall

Für den Haarausfall gibt es vielfältige Gründe und Risikofaktoren, deren rechtzeitige Erkennung zu präventiven und therapeutischen Maßnahmen beitragen kann. Hierzu zählen unter anderem hormonelle Störungen wie zum Beispiel: Überproduktion von männlichen Sexualhormonen bei Frauen oder von Schilddrüsenhormonen, Ernährungsstörungen, Mangel an Vitaminen und Spurenelementen, Nebenwirkungen von Medikamenten, Krebserkrankungen, Pilzinfekte oder Autoimmunerkrankungen. Daneben werden häufig Zahn-Kiefer-Krankheiten nicht richtig gedeutet. Verlagerte oder retinierte Zähne oder Quecksilberbelastungen können ebenfalls dazu beitragen, dass die Haare ausfallen. Zu Quecksilber siehe DMPS Test S. 57!

Im Rahmen der Abklärung von Haarausfall bieten wir Ihnen eine Laboruntersuchung an. Dabei können nicht alle Laborparameter zu Lasten der gesetzlichen Krankenkasse verordnet werden. Neben dem Blutbild werden der Eisenwert mit Eisenspeicher und die Schilddrüsenwerte zu Lasten Ihrer Krankenkasse bestimmt. Dazu gehört in der Regel auch eine Überprüfung auf eine vorliegende Autoimmunerkrankung.

Der große Teil des „Speziallabors" muss als Selbstzahlerleistung erbracht werden. Vitamine und Spurenelemente sowie die aufwendigen Hormonprofile werden Ihnen privat in Rechnung gestellt. Das Speziallabor besteht unter anderem aus folgenden Parametern: Biotin (Haut- und Haar Vitamin), Zink, Magnesium, Vitamin E, Vitamin B 12, Folsäure, Vitamin A, DMPS-Test (bei vielen Amalgamfüllungen). Die Werte gelten für Frauen und Männer.

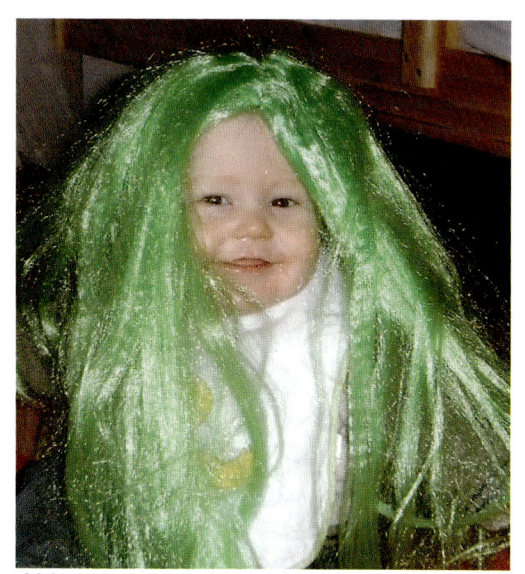

Abb. 95: Wird hier ein Haarausfall versteckt?

Frauen	Männer
Testosteron	Testosteron
Dehydroepiandrosteron-Sulfat (DHEA)	Cortisol
Androstendion	LH
Östradiol	FSH
SHBG	

Für einen Gesamtpreis von 230 € bei Frauen bestimmen wir Ihnen die Laborwerte inklusive der Laborabnahme und eines ausführlichen Abschlussgespräches. Bei Männern berechnen wir inklusive Labor und Abschlussgespräch ein Betrag von 185 €. Der Preis variiert natürlich je nach ausgewählten Laborparametern und kann im Einzelfall von den hier angegeben Preisen abweichen.

Ein Urintest hilft weiter bei AD(H)S, Lernstörungen und Allergie

**AD(H)S
Aufmerksamkeits-Defizit-(Hyperaktivitäts)-Syndrom
Lern- und Konzentrationsstörungen
Allergie, Histamin-Intoleranz und Depression**

Was hat das mit Nährstoffmängeln zu tun?

Ist Ihr Kind hyperaktiv? Hat Ihr Kind Lernstörungen? Dann denken Sie an die Kryptopyrrolurie (KPU), eine oft vergessene Erkrankung. Mithilfe einer Nährstofftherapie bestehen Möglichkeiten, Ihrem Kind zu helfen.

Was ist eine Kryptopyrrolurie (KPU)?

Die KPU ist eine genetisch bedingte Stoffwechselerkrankung mit einem chronischen Mangel an Vitamin B6 und Zink.

Vielfältige Symptome

Die Symptome der Erkrankung sind vielfältig. Nicht nur Überaktivität sondern auch das Gegenteil können auf die KPU deuten. Lern- und Konzentrationsstörung können neben schweren Allergien vorliegen. Manisch-depressives Verhalten wie bei einer Depression kann sich zeigen. Symptome wie bei einer Schilddrüsenunterfunktion bis zu einer Nahrungsmittelunverträglichkeit mit ständigen Bauchproblemen werden beschrieben. Beschwerden wie bei einer Histamin-Intoleranz können zum Teil erklärt werden.

Vorgehen

der KPU- und Indikan-Test wird im Speziallabor Orthomedis in der Schweiz durchgeführt. (Wahlweise auch im Labor Sension in Augsburg). Sie bekommen von unserem Team die Versandtasche ausgehändigt. Nach ca. 3 Tagen liegt das Testergebnis vor. Den Besprechungstermin mit Ihrem Arzt vereinbaren Sie bitte schon bei Abholung der Versandtasche.

Ihre gesetzliche Krankenkasse erstattet die Kosten für diesen Spezial Urintest nicht. Die reinen Laborkosten für diese Untersuchung betragen ca. 60 €. Privatpatienten bekommen die Kosten in der Regel nach der (GOÄ) ersetzt. Das bis zu 20-minütige Abschlussgespräch wir unsererseits mit 30 € berechnet.

Das Abschlussgespräch dauert bis zu 30 Minuten. Sie bekommen die Ergebnisse erläutert und einen Therapieplan ausgehändigt. Neben der Nährstofftherapie bespricht Ihr Arzt mit Ihnen weitere Therapieoptionen (u.a. Osteopathie, Atlastherapie bei Dr. Steinrücken, Homöopathie sowie eine pädagogische Begleittherapie bei AD(H)S.

Krampfadern (Varikosis) und Postthrombotisches Syndrom

Etwa 60-80 % der Bevölkerung leiden im Laufe des Lebens an Venenproblemen. Frauen sind dabei häufiger betroffen als Männer. Als Ursachen kommen unter anderem Bewegungsmangel, Übergewicht und ständig stehende oder sitzende Tätigkeiten in Frage. Erschwerend liegt oft eine angeborene „Bindegewebeschwäche" vor.

Naturheilkundliche Gedanken zur Therapie der Varizen / Krampfadern:

Als sehr einfach durchzuführende Diagnoseform empfehlen wir Ihnen eine Untersuchung Ihres Lebendbluttropfens im Dunkelfeldmikroskop nach Dr. von Brehmer und Prof. Enderlein. Der Blick in die Dunkelfeldmikroskopie (S. 17) gibt Ihnen aktuelle Hinweise auf die zur Zeit vorliegende Durchblutungssituation. Gleichzeitig kann eine Übersäuerung im Bluttropfen beurteilt werden. Blutegeltherapien sind dann naturheilkundlich sinnvoll. In der Regel sollten bei Krampfadern 2-3 Sitzungen mit Blutegeln durchgeführt werden. Abstände von 4-6 Wochen sind zwischen den Blutegeltherapien einzuhalten. Im Allgemeinen sollte ein evtl. vorhandenes Übergewicht reduziert, das Rauchen aufgegeben und (bei Frauen) die „Pille" abgesetzt werden. Kontraindikationen für eine Blutegeltherapie entnehmen Sie bitte unserem separatem Informationsblatt über Blutegeltherapien.

Krampfaderverödung nach Prof. Linser

Anschließend empfehlen wir Ihnen bei sichtbaren Krampfadern (diese sollten mindestens bleistiftgroß oder größer sein) eine Krampfaderverödung durch eine Injektionstherapie mit hochkonzentrierter Kochsalzlösung. Diese geniale ambulant durchzuführende Therapieform wird Ihnen Ihr Arzt erläutern.

In einem ausführlichen Gespräch wird Ihnen Ihr Arzt die naturheilkundliche Sichtweise der Therapie von Krampfadern näher bringen. Das bis zu 30-minütige Gespräch wird nicht von Ihrer gesetzlichen Krankenkasse übernommen und wird mit 40 € berechnet.

Wenden Sie sich bei Interesse an uns oder an unser Praxis-Team!

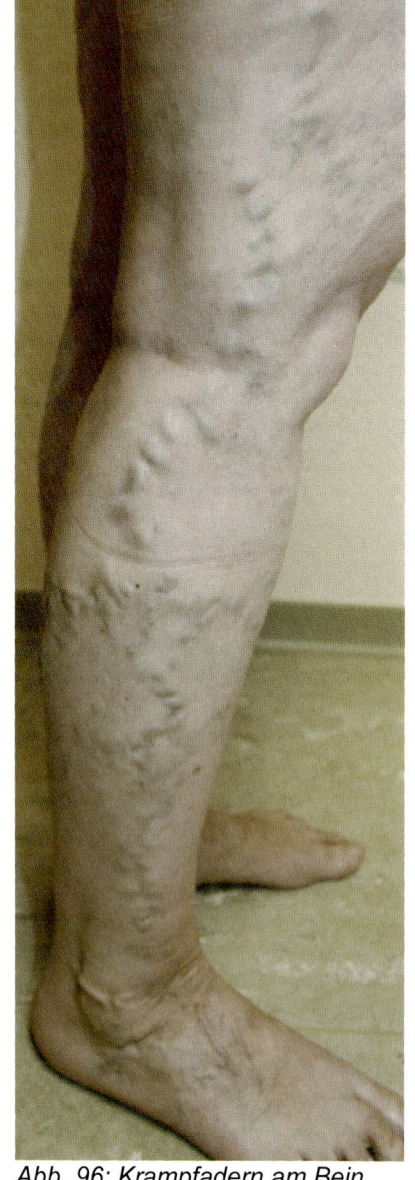

Abb. 96: Krampfadern am Bein

Praxisteam

Unser Team besteht aus langjährig erfahrenen Arzthelferinnen, die Ihnen kompetent und hilfreich zur Seite stehen. Wir legen dabei sehr großen Wert auf eine angenehme und ruhige Atmosphäre in unserer Praxiskooperation. Sie sollen sich bei uns wohlfühlen.

Frau Kader Sirma betreut Sie an der Anmeldung und ist gerne auch für unsere türkisch sprechenden Patienten da, übernimmt aber auch sämtliche medizinischen diagnostischen und labormedizinischen Aufgaben. Sie ist ganztags in unserer Praxis beschäftigt.

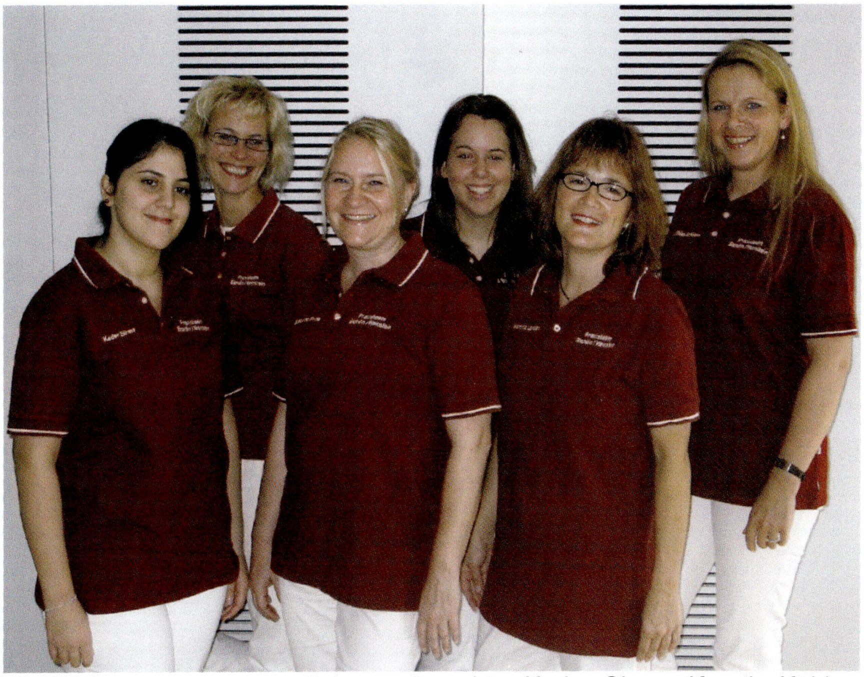

Frau Kerstin Köhler ist spezialisiert auf unser Labor, betreut Sie in allen Fragen der „Chroniker-Programme" der gesetzlichen Krankenkasse und führt alle Funktionsuntersuchungen in unserer Praxiskooperation durch. Sie arbeitet halbtags bei uns.

Frau Susanne Prinz ist Ihre kompetente Ansprechperson an der Anmeldung, koordiniert den Praxisablauf und steht Ihnen bei speziellen Fragen der naturheilkundlichen Therapien jederzeit zur Seite.

Abb. 97: Praxisteam von links nach rechts: Kader Sirma, Kerstin Köhler, Susanne Prinz, Christina Benger, Martina Lordan und Tina Stübs-Eckstein

Frau Christina Benger ist als Auszubildende in unserer Praxis und kennt sich in unseren diagnostischen und therapeutischen Verfahren besonders gut aus.

Frau Martina Lordan ist hauptsächlich im Labor halbtags tätig und betreut Sie darüber hinaus in der Kolon-Hydro-Therapie. Als langjährige Arzthelferin in der Kinderheilkunde hat Sie viel Verständnis im Umgang mit Kindern.

Frau Bettina Stübs-Eckstein ist unsere Praxismanagerin und kümmert sich neben den Tätigkeiten an der Anmeldung um sämtliche administrativen Dinge in unserer Praxiskooperation. Sie berät Sie jederzeit gerne über unserer medizinischen Leistungen und beantwortet Ihnen Fragen zu der Abrechnung.

Wir freuen uns auf Sie …

Dr. med. Michael Blondin

Facharzt für Allgemeinmedizin
Naturheilverfahren, Akupunktur, Chirotherapie

- Medizinstudium an der Justus-Liebig-Universität in Gießen 1994-2000
- Innere Medizin (Angiologie) Marienhospital in Kevelaer
- Innere Medizin (Pneumologie, Kardiologie, Gastroenterologie) Krankenhaus Bethanien in Moers
- Chirurgie Evangelisches Krankenhaus Plettenberg
- Facharzt für Allgemeinmedizin
- Naturheilverfahren
- Manuelle Medizin / Chirotherapie
- Akupunktur
- Ausbildungen in der Therapie mit Blutegeln, der Kolon-Hydro-Therapie, der MORA-Bioresonanztherapie, der Elektroakupunktur, der orthomolekularen Medizin und in verschiedenen Eigenblutverfahren

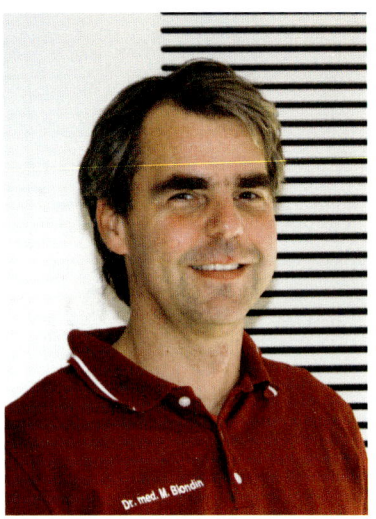

Abb. 98: Dr. Blondin

Dr. med. Heinrich Steinrücken

Facharzt für Orthopädie
Facharzt für Physikalische und Rehabilitative Medizin (PRM)
Naturheilverfahren, Akupunktur, Chirotherapie,
Rehabilitationswesen

- Medizinstudium in Bochum
- 3 Jahre u. 8 Monate Chirurgie-Ausbildung in Herne
- 4 Jahre Orthopädie-Ausbildung in Villingen-Schwenningen
- 4 Jahre Oberarzt in Bad Oeynhausen
- 3 Jahre Oberarzt in Bad Rothenfelde
- Facharzt für Orthopädie
- Facharzt für PRM
- Akupunktur, Chirotherapie, Naturheilverfahren, Osteopathie, Rehabilitationswesen, Orthopädische MRT-Beurteilung
- Autor des Fachbuches: Differentialdiagnose des Lumbalsyndroms mit klinischen Untersuchungstechniken (Springer-Verlag 1999)

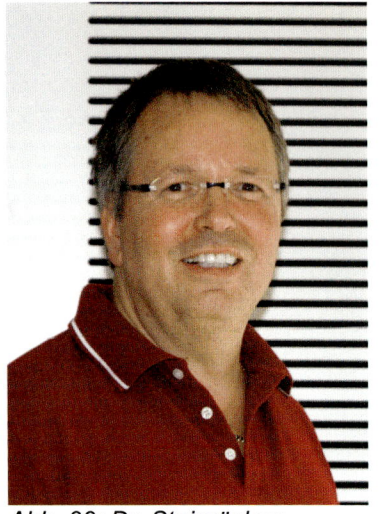

Abb. 99: Dr. Steinrücken

Gregor Weinstein

Facharzt für Innere Medizin

- Medizinstudium an der Hochschule Saratov (Russland)
- Innere Medizin an der Universität Leipzig
- Innere Medizin am Nephrologischen Zentrum in Moers
- Chirurgie Lutherhaus Essen
- Innere Medizin, Evangelisches Krankenhaus Wesel
- Fachkunde Rettungsdienst
- Fachkunde Strahlenschutz
- Traditionelle Chinesische Medizin (TCM, Akupunktur, Schröpfen)

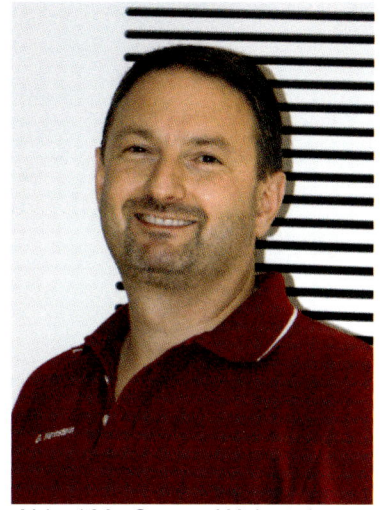

Abb. 100: Gregor Weinstein

Dr. med. Klaus Werdehausen

Facharzt für Gynäkologie
Naturheilverfahren, Akupunktur

- Medizinstudium in Düsseldorf
- Gynäkologie-Ausbildung in Düsseldorf, Kettwig und Mülheim an der Ruhr
- Arzt für Frauenheilkunde u. Geburtshilfe
- ca. 28 Jahre Kassenarzt (Gynäkologe) in Mülheim bis 2009
- Akupunktur
- Traditionelle Chinesische Medizin (TCM) und Qi Gong
- Diplom in Professioneller Chinesischer Arzneimittelkunde einschließlich chinesischer Puls- und Zungendiagnostik

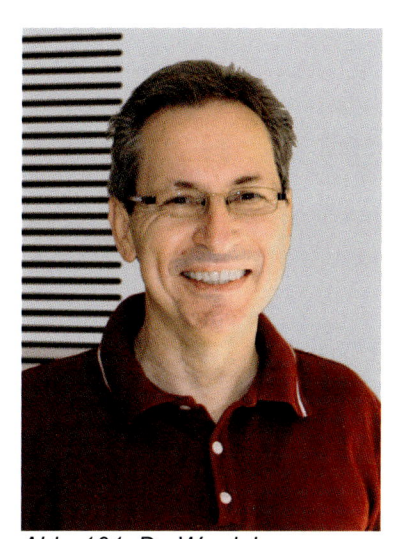

Abb. 101: Dr. Werdehausen

Abbildungen:

Michael Blondin	3, 5, 6, 9, 10, 12, 13, 14, 15, 16, 20, 21, 22, 24, 25, 26, 27, 29, 30, 32, 33, 34, 38, 44, 45, 46, 49, 50, 51, 56, 58, 71, 77, 89, 91, 95, 96
Dieter Heesch	43
Joachim Klein	85
Heiner Steinrücken	2, 4, 7, 11, 19, 23, 31, 35, 36, 37, 40, 52, 54, 55, 57, 59, 60, 61, 62, 63, 64, 65, 66, 67, 68, 70, 73, 74, 75, 76, 78, 79, 80. 81, 82, 83, 84, 86, 87, 88, 90, 92, 94, 97, 98, 101
Irmi Steinrücken	1, 8, 17, 18, 28, 39, 41, 47, 69, 72, 93, 99, 100

Abb. 50 mit freundlicher Genehmigung von
MECKEL-SPENGLERSAN GmbH, Steinfeldweg 13, D-77815 Bühl

Abb. 42 und 48 mit freundlicher Genehmigung von
Med-Tronik GmbH, Daimlerstr. 2, 77948 Friesenheim

Abb. 15 und 16 mit freundlicher Genehmigung von
DHU Deutsche Homöopathie-Union, Ottostr. 24, 76227 Karlsruhe